SO HELFE ICH MIR SELBST

Dr. med. Ulf Böhmig

RÜCKENSCHMERZEN, BANDSCHEIBEN UND ISCHIAS

NATURNAHE BEHANDLUNG

Orac Pietsch

Dem genialen Freund
Hannes Marker
gewidmet

Durch die Erfindung der Ski-Sicherheitsbindung
hat er zahllose Rücken vor ärgeren Schäden bewahrt.

ISBN 3-85368-936-1

Schutzumschlag: Bronislaw Zelek
Zeichnungen: Kurt Paul
Lektorat: Leo Mazakarini
Technik: Imprima W. Menches
Gesamtherstellung: Druckerei Robitschek & Co., Wien

Inhaltsverzeichnis

Dieses Buch 7

Punkte- und Flächenmassagen gegen Rückenschmerzen, Bandscheibenleiden und Ischias 11

Die Einzelpunkte 11
- Die Lokalisation der Einzelpunkte 16
- Die Handpunkte 16
- Die Fußpunkte 20

Punktekombinationen 25
- Punktekombinationen bei Nackenbeschwerden 26
- Die Punktekombinationen bei Rückenbeschwerden 28
- Die Punktekombinationen bei Kreuz- und Lendenbeschwerden 30
- Die Punktekombinationen bei der Ischialgie 33

Die Reflexzonen 36

Heilkräuter bei Rückenschmerzen und Bandscheibenleiden 39
- Die Teufelskralle 41
- Der Löwenzahn 48
- Der Beinwell 55
- Das Zinnkraut 59

Einige zusätzliche Heilkräuter bei Rückenbeschwerden 67
- Die Arnika 67
- Die salicylathältigen Pflanzen 67

Kräuterbäder bei Rückenschmerzen und Bandscheibenleiden 69
- Das Fichtennadelbad 73
- Das Heublumenbad 74
- Der Heublumensack 76
- Das Rosmarinbad, „Königin von Ungarn" 77
- Das Zinnkrautbad 78
- Das Haferstrohbad 80

Einreibungen bei Rückenbeschwerden 81
- Die Arnika 81
- Der Beinwell 83
- Der Wacholder 86

Bewegungstherapie und Gymnastik bei Rückenschmerzen und Bandscheibenleiden 88
- Übungsbeispiele für zu Hause 91
- Allgemeine Übung 91
- Übungen für die einzelnen Wirbelsäulenabschnitte 94
- Übungen für die tägliche Bewegungspraxis 100
- Das richtige Heben von Lasten 100
- Das richtige Aufstehen vom Sitz 102
- Das richtige Vorbeugen vom Sitz 105
- Das Üben der richtigen Atmung 106
- Rückengerechte Paßform des Mobilars 108
- Die richtige Sitzgelegenheit 109
- Das richtige Bett 112
- Das richtige Aufstehen vom Bett, wenn man bereits unter Rückenschmerzen leidet 114
- Stehen am Arbeitstisch 117

Varianten der Ring-Basen-Kost als Diät und Normalernährung bei Rückenbeschwerden 120
- Die entschlackende Variante 124
- Die aufbauende Variante 127

Literaturverzeichnis 133

Dieses Buch

beschäftigt sich mit naturnahen Methoden zur Behandlung von Rückenbeschwerden: von Muskelverspannungen, Bandscheibenleiden, Wirbelschäden, mit der sogenannten Abnützung und „eingeklemmten" Nerven.

Es ist in vier Abschnitte gegliedert:

Im *ersten Teil* werden Möglichkeiten vorgestellt, die sich zur Behandlung von Rückenbeschwerden aus dem chinesischen Akupunktursystem ergeben.

Einzelpunkte, die mit Hilfe von Druckmassage vorwiegend gegen plötzlich auftretende Schmerzen und Verspannungen wirken; gegen den akuten Hexenschuß mit momentaner Einschränkung der Beweglichkeit. Diese Einzelpunkte sind erprobte Fernpunkte. Obwohl sie an der Hand oder am Fuß liegen, wirken sie auf den Rücken. Der junge Chinese lernt sie schon in der Schule kennen. Die meistgebrauchten, wie der Punkt „Koun Lun" an der Ferse — man nennt ihn auch „Meisterpunkt des Schmerzes" —, werden im menschenreichen China sicherlich hunderttausendmal am Tag genützt.

Punktekombinationen, bestehend aus drei und mehr Punkten, welche in einem Behandlungsgang hintereinander massiert werden, eignen sich mehr für die Dauerbehandlung bei chronischen Rückenleiden. Sie sind naturgemäß komplizierter als die Einzelpunkte. Will man sie richtig nützen, muß man sich nicht nur im klaren sein, wo es einem weh tut, sondern auch, *wie* es einem weh tut, bei welcher Art von Bewegung etwa. Hat man einmal die passende Kombination eruiert, kann man mit ihrer Hilfe häufig genug Erleichterung finden.
Weiters wird über häusliche Möglichkeiten der Fußreflexzonenmassage und der Rückenreflexzonenmassage berichtet.

Der *zweite Teil* des Buches ist den *Heilkräutern* gewidmet. Es wird ein einfaches, aber bewährtes Stufensystem vorgestellt: Heilkräuter mit entzündungshemmender und entschlackender Wirkung für die Eröffnung der Behandlung; sie sollen die vordringlichen Symptome beseitigen helfen und die Beweglichkeit verbessern. Sobald das zur Zufriedenheit erreicht ist, greift man zu anderen Heilkräutern: zu

solchen, welche die Struktur von Bändern, Bandscheiben und Wirbeln aufarbeiten helfen. Damit soll auch die bei Rückenbeschwerden sonst so häufige Rückfallgefahr gemindert werden.
In diesem Abschnitt werden auch zweckdienliche Kräuterbäder empfohlen und einige grundsätzliche Rezepte für Einreibungen auf Kräuterbasis beschrieben.

Der *dritte Teil* dieses Buches behandelt verschiedene Formen von *Bewegungstherapien,* wie man sie zu Hause sinnvoll praktizieren kann. Gymnastische Übungen zur Lockerung der Wirbelsäule, aber auch Bewegungsübungen für den täglichen Gebrauch. Richtiges Heben von Lasten, richtiges Aufstehen vom Sitz usw. kann und sollte man durch Üben lernen — so lange, bis man es reflektorisch beherrscht und zugleich Gewohnheitsfehler, die den Rücken belasten, ausgemerzt hat.
Ein eigenes Kapitel beschäftigt sich mit der *Atemtechnik.* Es wird auch über *rückengerechte Paßformen des Mobilars* berichtet. Alle häufig gebrauchten Möbelstücke — ob am Arbeitsplatz oder daheim — sollten der Statur des Benützers angemessen sein. Es wird erklärt, nach welchen Richtlinien man dabei vorgeht.

Der abschließende *vierte Teil* beschäftigt sich mit der *Ernährung.* Ebenso wie bei den Heilkräutern ist auch hier stufenweises Vorgehen angebracht. Einer zeitlich begrenzten *Diät,* mit Betonung auf „Entschlackung", folgt eine *Normalernährung* mit Betonung auf „Aufbau". Hier werden die Empfehlungen der akademischen Ernährungsphysiologie in die Empfehlung, sich basenüberschüssig zu ernähren, integriert. Die Beschreibung erfolgt an Hand der bewährten Varianten der *Ring-Basenkost.*
Für viele Leser wird es überhaupt sinnvoll sein, gezielt vorzugehen und die verschiedenen Behandlungsmöglichkeiten nach einem Plan aufeinander abzustimmen.
Zugleich mit den entschlackenden Kräutern bedient man sich der entschlackenden Diät-Variante, zugleich mit den aufbauanregenden Kräutern ißt man eine Normalkost von hohem Materialwert.
Entschlackung wird vor Aufbau gesetzt — ein gereinigtes Haus kann man besser renovieren.
Bei den Kräuterbädern wird man — um nichts aufzuheizen — zunächst mit den milden beginnen, allmählich die kräftigeren einsetzen und schließlich bei den stabilisierenden verbleiben.

Auch bei der Bewegungstherapie beginnt man, vor allem wenn man sie nicht gewohnt ist, eher bescheiden:
Mit den einfacheren Übungen für die tägliche Bewegungspraxis, mit der Atemschulung. Dann setzt man die Gymnastik ein und schließlich den Sport. Hier beherzigt man den Leitspruch der Japaner: Täglich zwar, aber jeden Tag nur *einen* Tropfen mehr. Zuviel an ungewohnt Gutem schadet immer.
Wie man die verschiedenen Anwendungsmöglichkeiten sinnvoll kombiniert, zeigt folgende Übersicht:

Wochen 1 2 3 4 5 6 7 8

Entzündungshemmende und entschlackende Heilkräuter wie Teufelskralle → Löwenzahn		Aufbauende Heilkräuter wie Beinwell Zinnkraut
Diät: Ring-Basenkost, entschlackende Variante betonter Basenüberschuß → vitalstoffreich eiweißarm ev. kalorienarm		Ernährung: Ring-Basenkost, aufbauende Variante Basenüberschuß betont vitalstoffreich Eiweiß normal Kalorien normal
milde Bäder wie → Fichtennadeln „Königin von Ungarn“	stärkere Bäder wie → Heublumen	aufbauende Bäder wie Zinnkraut Haferstroh
leichte Bewegungsübungen für den Alltag →	Gymnastik →	Sport
Einzelpunkte →		Punktekombinationen

Wochen 1 2 3 4 5 6 7 8

Alle in diesem Buch beschriebenen Anwendungen stehen in keinem Gegensatz zu den Mitteln der akademischen Medizin. Weder im Sinne einer unliebsamen Verstärkung der Wirkung noch im Sinne einer Abschwächung. Es sind also auch hier alle Kombinationsmöglichkeiten offen.

Die Notwendigkeit einer gesicherten ärztlichen Diagnose ist aber auch bei Rückenbeschwerden unumgänglich. Nicht jeder Rückenschmerz stammt vom Rücken. Störungen innerer Organe können am Rückenschmerz beteiligt sein, diesen auch ganz allein bewirken: Leber, Galle, Bauchspeicheldrüse, die Frauenorgane; eine beginnende Angina pectoris kann dahinterstecken usw. Die Liste ist groß — manches kommt seltener vor, manches häufiger; immer aber bedarf es der diagnostischen Abklärung. Das kann natürlich nur der gelernte Arzt mit dem diagnostischen Rüstzeug der akademischen Medizin.

Selbstverständlich beziehen sich die in diesem Buch beschriebenen Anwendungen nur auf solche Rückenbeschwerden, die auch wirklich vom Rücken kommen: Muskeln, Bandscheiben, Wirbel, Wirbelgelenke, Nervenwurzeln, Abnützung.

Punkte- und Flächenmassagen gegen Rückenschmerzen, Bandscheibenleiden und Ischias

Es gibt eine Reihe von Einzelpunkten und Punktekombinationen, die bei diesen Leiden eine brauchbare unterstützende Wirkung entfalten. Neugefundene Punkte an der Hand und die Fernpunkte des Blasenmeridians der chinesischen Akupunktur am Fuß kann man gegen akute Geschehen, wie den akuten Verrenkungsschmerz oder den „Hexenschuß“, einsetzen; Punktekombinationen hauptsächlich gegen chronische Leiden. Hier gibt es, den verschiedenen Beschwerdetypen entsprechend, mehrere Varianten. Bei den Einzelpunkten muß man sich, um die richtige Auswahl treffen zu können, im klaren sein, *wo* es weh tut, am Nacken etwa, oder am Ischias; bei den Punktekombinationen auch, *wie* es weh tut, ob der Nacken beim Beugen und Strecken oder aber beim Drehen und Wenden des Kopfes schmerzt. Auch die Reflexzonen an der Fußsohle und am Rücken können helfen. Unter der Hand eines Fachmannes sogar beachtlich. Was davon im Hausgebrauch praktizierbar ist, wird anschließend an die Beschreibung der Einzelpunkte und Punktekombinationen erläutert.

I. Die Einzelpunkte

Sie wirken auf einen größeren oder kleineren Rückenabschnitt, z.B. auf den Nacken, den Lendenbereich oder auch speziell bei Ischias. Ihr Auffinden bereitet keine großen Schwierigkeiten — alle hier beschriebenen Einzelpunkte befinden sich entweder auf dem Handrücken oder auf einer Linie, die von der Unterschenkel-Außenseite über die Ferse zur Kleinzehe verläuft.

Die Punkte am Handrücken sind erst in jüngerer Zeit gefunden worden. Man gab ihnen praktische Namen, welche exakt aussagen, wogegen sie wirken. So heißt ein Punkt „Ischias-Nerv“, ein anderer „Hals- und Nackenpunkt“, ein dritter „Wirbelsäulenpunkt“.

Diese „Handpunkte“, wie man sie zusammenfassend auch nennt — insgesamt kennt man 32 —, liegen nicht auf Meridianen der chinesischen Akupunktur. Als *Sonderform* der Akupunktur aber werden sie in der Akupunkturpraxis gerne verwendet.

Die Punkte am Fuß dagegen befinden sich auf einem Meridian, und zwar auf dem letzten Abschnitt des Blasenmeridians. Dieser längste und mit 67 Punkten auch punktereichste Meridian unseres Körpers läuft beiderseits in zwei Spuren über unseren Rücken, steht also mit diesem in enger Beziehung. Sein Verlauf am Bein entspricht dem Ausstrahlungsgebiet des gereizten Ischiasnerven, deshalb kann man die Punkte auch hier einsetzen, denn es gibt eine allgemeine Regel, nach der die Endpunkte eines Meridians auf alle Schmerzgeschehen wirken, welche sich im Verlauf des Meridians abspielen.

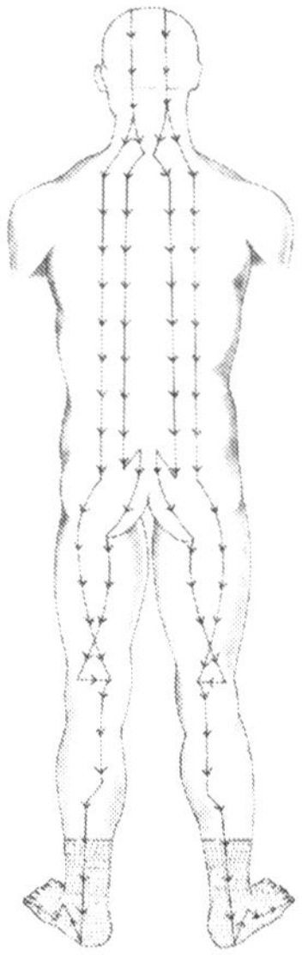

Der Blasen-Meridian zieht, beginnend an den inneren Augenwinkeln, über Kopf und Rücken bis zur Kleinzehe. Am Nacken teilt er sich auf jeder Seite in zwei Spuren. In der Kniekehle vereinigen sich diese Spuren wieder. Alle Formen von Nacken-, Rücken- und Kreuzschmerzen spielen sich in seinem Bereich ab. Auch das häufigste Ausstrahlungsgebiet des Ischias-Nerven liegt in seinem Verlauf. Deshalb ist der Meridian mit seinen Endpunkten (schraffiert) für die Akupressur gegen Rückenbeschwerden besonders geeignet.

Diese Fußpunkte sind schon sehr lange bekannt, wahrscheinlich seit 4000 Jahren. Sie besitzen keine so eindeutigen Namen wie die Handpunkte, doch auch hier gibt es sinnvolle Bezeichnungen. So heißt ein Punkt an der Außenseite der Ferse „Hilfe der Hausangestellten“. Dieser Punkt wirkt nun tatsächlich besonders gegen jene typischen Beschwerden am Rücken, wie sie durch Überlastung bei der Hausarbeit entstehen. Weiters wirkt er gegen die geschwollenen Beine vom langen Stehen und gegen die Knöchelschmerzen vom harten Boden. Ein ausgesprochen funktioneller Punkt also. Ebenso wirken die andern Fußpunkte, auch wenn man es aus

ihren Namen meist nur mit sehr viel Phantasie herauslesen kann: breitgefächert-funktionell, vor allem im Sinne von Wiederherstellung nach Überlastungen.
Der Punkt „Talpassage“ z.B. liegt an der Wurzel der Kleinzehe, wirkt bei Schmerzen im Nacken und im Kopf, bei Augenflimmern, Nasenbluten und Durchfällen. Das sind die Symptome, wie sie nach zu langer, anstrengender Arbeit in der Sonne auftreten. Man fällt dann recht unvermittelt ins „Tal“, an den Tiefpunkt. Der Akupunkturpunkt hilft nun, dieses Tal zu überwinden.
Auch den Namen eines weiteren Punktes könnte man — mit Phantasie — sinngemäß auslegen: des „Koun Lun“ an der Fersenbein-Außenkante. Man nennt ihn auch „Meisterpunkt der Schmerzbekämpfung“. Wenn alles weh tut, insbesondere Rücken, Kopf, Beine, Fersen, wenn die Beine versagen, wie nach überlangen Touren, dann ist dieser Punkt richtig. Der Verfasser hat ihn seinerzeit auch, und mit beachtlichem Erfolg, bei Marathonläufern *nach* dem Wettkampf eingesetzt. Die Beseitigung der Beschwerden und die Beschleunigung der Wiederherstellung war überzeugend.
Nun ist der Punkt nach einem tibetanischen Berg namens Koun Lun benannt. Vielleicht wollten die Namensgeber (vor einigen tausend Jahren) damit folgendes ausdrücken: Wenn man einen solchen Berg bezwungen hat, dann ist man gerade reif für diesen Punkt, dann ist der Zustand erreicht, in dem gerade dieser Punkt Hilfe bringt — nicht aber der oben erwähnte Punkt für die Beschwerden der Hausangestellten. Den alten Chinesen darf man zutrauen, daß sie solch diffizile Unterscheidungen trafen.
Für den Hausgebrauch des Lesers wollen wir eine einfachere, verallgemeinernde Unterscheidung formulieren, nämlich zwischen den Einsatzmöglichkeiten der Hand- und der Fußpunkte bei Rückenbeschwerden:

Die *Handpunkte* sind mehr für das unvermittelte Geschehen gedacht, für den plötzlichen Hexenschuß, auch wenn er aus der Arbeit heraus erfolgt. Bei der gebückten Arbeit auf den Reisfeldern kann es schon einmal passieren, daß einem chinesischen Bauern der Hexenschuß in das Kreuz springt und er sich plötzlich nicht mehr aufrichten kann. Dann kommt ein zweiter Bauer zur Hilfe und bohrt mit einem zugespitzten Bambusstück in die Handpunkte des Betroffenen. Meist in die Lenden-Bein-Punkte = Hand Nr. 1. Und oft genug kommt es vor, daß sich der akute Verrenkungsschmerz löst, der Muskelkrampf nachläßt und der Reisbauer sich wieder gerade aufrichten kann.

Bei solchen und ähnlichen Geschehen also wird man bevorzugt die Handpunkte einsetzen. Wer einen angeschlagenen Rücken hat und damit rechnen muß, daß ihn der „akute Hexenschuß" fallweise trifft, sollte das Grundschema eigentlich in Form einer kleinen Zeichnung bei sich führen.

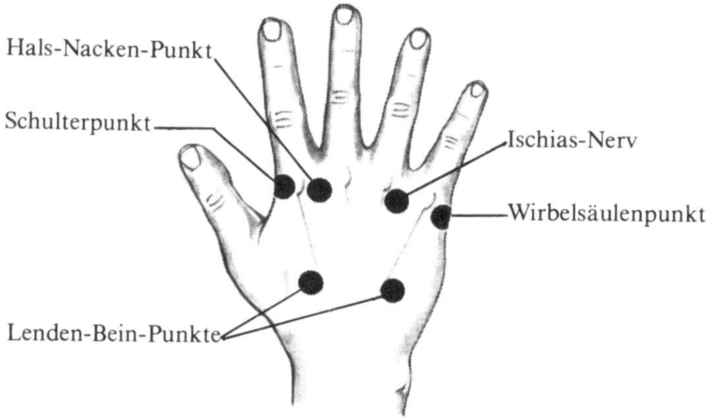

Die rückenwirksamen Handpunkte auf einen Blick. Sie verteilen sich in einem leicht merkbaren Muster: Beidseits des Zeigefingergrundgelenkes, beidseits des Kleinfingergrundgelenkes und 2 Querfinger oberhalb der stärksten Handgelenksfalte.
Die aus dem Chinesischen übersetzten Namen sagen deutlich aus, in welche Richtung die einzelnen Punkte wirken. Die Handpunkte sind in erster Linie Punkte für den Akutfall: für den momentanen Hexenschuß. Der diesbezüglich Anfällige sollte das Schema abzeichnen und für den Bedarfsfall bei sich tragen.

Die *Fußpunkte* entfalten ebenfalls eine brauchbare Wirkung beim akuten Bewegungsschmerz. Ihr Hauptanwendungsgebiet als Einzelpunkte aber ist doch das *Syndrom,* *) wie bei den erwähnten Beispielen:

„Hausfrauen-Kreuzschmerz" + geschwollene Beine + Knöchelschmerz = Punkt „Hilfe der Hausangestellten". Oder:
Schmerzen am ganzen Rücken + allgemeiner Muskelkater + Erschöpfung oder Müdigkeit, wie nach einer Bergtour
= Punkt „Koun Lun".

Ganz so präzise sind die Unterscheidungen nicht; es wird öfter vorkommen, daß ein anderer Punkt besser wirkt als der nach diesen

*) Syndrom oder Symptomenkomplex: Das Zusammenfallen mehrerer Einzelsymptome, deren gemeinsames Auftreten einen bestimmten Zusammenhang oder Zustand anzeigt.

Richtlinien erwartete. Im groben aber wird es stimmen. Und: In der Not ist man gern bereit, auch ein wenig herumzuprobieren. Es schadet schließlich in keinem Fall, wenn man drei Punkte umsonst bearbeitet hat und erst mit dem vierten den richtigen erwischt.

Wie bearbeitet man einen Punkt?

Zunächst sollte man einen Punkt möglichst genau lokalisieren. An Hand der Abbildung und an Hand der Beschreibung. Bei den harten Box-Wettkämpfen der Siamesen und Koreaner steht häufig ein Akupressurkundiger am Ring, um im Bedarfsfall einzuspringen, denn es kommt oft vor, daß sich plötzlich einer der Kämpfer vor Schmerzen am Boden krümmt. Einer dieser Kundigen, der inzwischen in Europa lebt, berichtet, daß gerade bei solchen akuten Geschehen — wie auch beim akuten Hexenschuß — es die Genauigkeit der Punkt-Lokalisation ist, welche über Erfolg oder Mißerfolg entscheidet.

Eine gute Hilfe: Der richtige Punkt ist stets deutlich schmerzhafter als seine Umgebung. Die meisten der beschriebenen Punkte befinden sich über Knochen oder Knochenkanten. Dann empfindet man den Schmerz wie einen Beinhaut-Schmerz. Gewöhnlich massiert man mit der Fingerkuppe, wobei man, besonders bei akuten Geschehen, ruhig fester zudrücken kann.

Dauer der Massage: Etwa 1 Minute; dabei drückt man rhythmisch fester und lockerer, was am besten gelingt, wenn man mit dem Finger kleine Kreisbewegungen durchführt.

Die Hand- und Fußpunkte sind alle beidseitig. Eine Seite ist wohl meist die wirksamere, doch wird man sicherheitshalber beide Seiten erproben.

Oft ist es von Vorteil, nur je 20 Sekunden zu massieren und dazwischen *leichte* Bewegungsversuche mit dem betroffenen Rückenabschnitt durchzuführen. Dadurch wird die Ansprechbarkeit des befallenen Gebietes auf den Punkt erhöht.

Man kann die Punkte auch mehrmals täglich benutzen, wenn es notwendig ist — und vor allem, wenn es angebracht ist: Wenn der Schmerz wirklich von den Rückenmuskeln, von den Nervenaustrittsstellen oder „von den Bandscheiben" ausgeht und nicht etwa von einer inneren Erkrankung. Es sei also nochmals auf die Notwendigkeit einer bereits abgeklärten diagnostischen Erhebung hingewiesen.

Die Lokalisation der Einzelpunkte

A. Die Handpunkte

1. HAND 1, „LENDEN-BEIN-PUNKT" (YAO TUI DIAN)

Wirkung: Hauptpunkt beim akuten Verrenkungsschmerz im Lendenbereich mit oder ohne Ausstrahlung in das Bein

Lokalisation: Es gibt zwei Lenden-Bein-Punkte an jedem Handrücken. Man orientiert sich an den Strecksehnen der Finger, welche am Handrücken verlaufen. Wenn man die Finger beugt und streckt, tastet man diese Sehnen, weil sie sich bewegen, deutlich. Meist, wenn man hier nicht zu dick ist, sieht man sie auch. Die Punkte selbst sind knapp zwei Querfinger von der deutlichsten Querfalte am Handgelenk-Rücken entfernt. An ihrer richtigen Stelle findet man ein Grübchen im darunterliegenden Knochen, gerade so groß, daß ein Teil der Fingerkuppe regelrecht hineinfällt.
Der eine Punkt (Hand 1a) befindet sich an der dem Daumen zugewandten Seite an der Strecksehne des Zeigefingers, der zweite Punkt (Hand 1b) an der Kleinfingerseite der Strecksehne des Ringfingers.

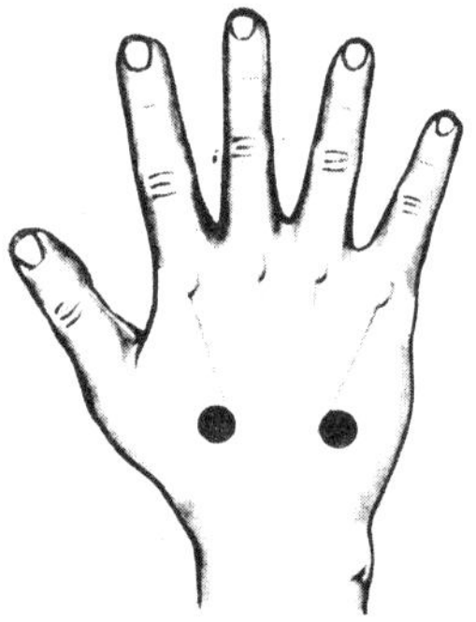

Die beiden „Lenden-Bein-Punkte" gelten als Hauptpunkte beim akuten Verrenkungsschmerz im Lendenbereich. Man orientiert sich
1. an den Strecksehnen des Zeigefingers bzw des Kleinfingers, an deren Außenseite jeweils die Punkte liegen. Und
2. an der deutlichsten Falte über dem Handgelenk. Knapp 2 Querfinger oberhalb ist die richtige Stelle.

Man muß, besonders beim plötzlichen Hexenschuß im Kreuz, nun doch etwas fester massieren, zwischendurch auch mit Hilfe lockerer Bewegung prüfen, ob sich die Verspannung im Kreuz schon löst. Es gibt überraschende Erfolge!

Manchmal verursachen die Punkte ein eigentümliches Gefühl im Nacken (leichtes Ziehen und leichter Schwindel). Dann ist man richtig.

2. HAND 5 „SCHULTERPUNKT" (JIAN DIAN)

Wirkung: Bei Schulterschmerzen, besonders wenn sie durch Zugluft hervorgerufen wurden. Bei Schmerzen im schulternahen Rückenbereich.

Lokalisation: Dieser Punkt ist leicht zu finden: Man bewegt den Zeigefinger im Grundgelenk und sucht den Gelenksspalt. Darüber, an der dem Daumen zugewandten Seite, findet man den Punkt; an einer ganz bestimmten Stelle des Gelenksspaltes nun tut der Knochen weh: gewöhnlich am Köpfchen des am Gelenk beteiligten Mittelhandknochens. Die schmerzende Stelle ist kaum größer als ein Samenkorn. Hier ist man richtig.
Man sollte nach 20—30 Sekunden der Massage bereits Erleichterung verspüren, ein wenig Bewegung mit der Schulter durchführen und dann weitermassieren.

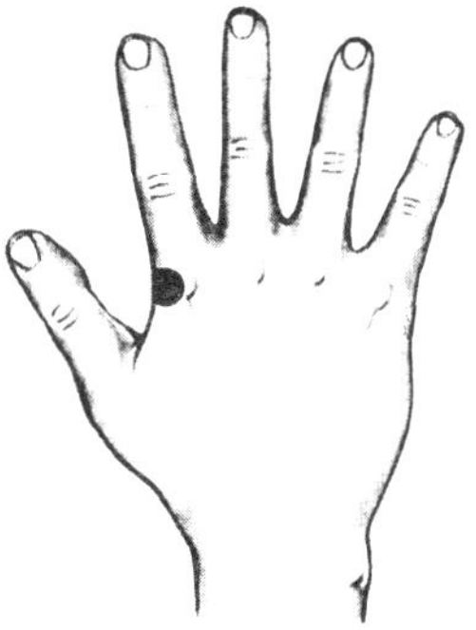

Der „Schulterpunkt" wirkt bei Schulterschmerzen und Schmerzen im schulternahen Rückenbereich, besonders wenn diese durch Zugluft hervorgerufen wurden. Er befindet sich über dem Gelenksspalt des Zeigefinger-Grundgelenkes auf der dem Daumen zugewandten Seite.

Nicht selten verspürt man während der Massage dieses Punktes einen schwach stechenden Schmerz in der Mitte über dem dritten oder vierten Brustwirbel. Diesen sollte man recht bald untersuchen lassen und eventuell einrichten oder anderswie behandeln — wie es der Arzt für richtig hält —, denn wenn man ihn auf den Punkt hin spürt, ist er mit großer Wahrscheinlichkeit an der Neigung, sich die Schultern zu „erkälten", beteiligt.

3. HAND 11 „WIRBELSÄULENPUNKT" (JI ZHU DIAN)

Wirkung: Bei Schmerzen nach Wirbelsäulenprellungen oder -überdehnungen, auch bei Kreuzschmerzen nach Wirbelsäulenoperationen. Bei Steißbeinschmerz.

Lokalisation: Wenn man den Kleinfinger beugt und streckt, findet man den äußeren Gelenksspalt des Grundgelenkes. Hier befindet sich der Punkt. Die richtige Stelle ist schmerzhaft, wobei der Schmerz gewöhnlich stechenden Charakter hat.

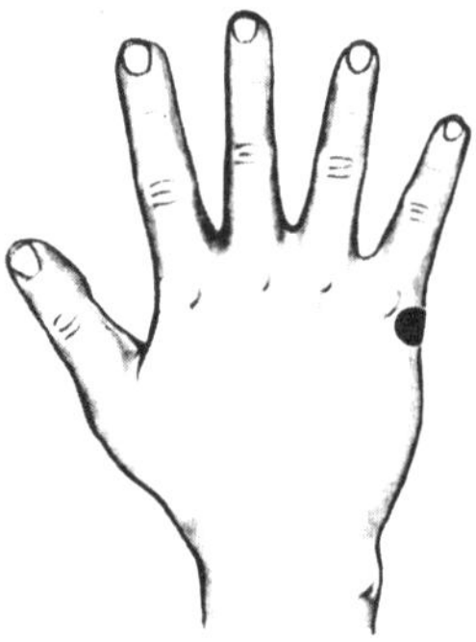

Der „Wirbelsäulenpunkt" wirkt gegen den Prellungs- und Überdehnungsschmerz am gesamten Rücken. Auch Steißbeinschmerzen lassen sich oft über ihn günstig beeinflussen. Er befindet sich an der Außenseite über dem Gelenksspalt des Kleinfingergrundgelenks.

Dieser Punkt liegt auf einem Meridian, dem Dünndarm-Meridian, und zwar zwischen dessen 2. und 3. Punkt. Deshalb hat er noch erweiterte Anwendungsmöglichkeiten: gegen Ohrensausen und gegen behinderte Nasenatmung.

4. HAND 12 „ISCHIAS-NERV" (ZI GU CHEN JING DIAN)

Wirkung: Wie der Name sagt, handelt es sich um einen Hauptpunkt gegen die Ischialgie, das ist der Ischiasschmerz. Weiters gegen Schmerzen im Gesäß, welche ja oft genug nichts anderes sind als „verkürzte" Ischiasschmerzen, und auch gegen Hüftgelenksschmerzen.

Lokalisation: Zwischen den Grundgelenken des 4. und 5. Fingers, am Handrücken, näher aber dem 4. Fingergrundgelenk. In diese Richtung sollte man auch massieren, doch etwas in die Tiefe. Das gelingt am besten, wenn man die Hand zur lockeren Faust ballt. Jeder, der einmal Ischias gehabt hat (oder gerade hat), spürt dort einen gemeinen Schmerz. Dann ist man richtig.

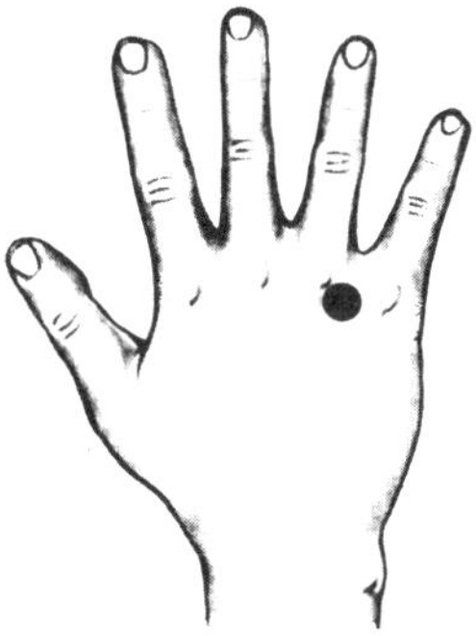

Der Punkt „Ischias-Nerv" wirkt gegen Schmerzen im Nervus ischiadicus-Bereich, gegen Schmerzen im Gesäß und auch bei Hüftgelenksbeschwerden. Er befindet sich zwischen den Grundgelenken des 4. und des 5. Fingers, näher dem 4.Fingergrundgelenk. Wenn man die Hand zur lockeren Faust ballt, erreicht man ihn leichter.

Der Schmerz bei der Massage kann die Augen zum Tränen bringen, aber — der Ischiasschmerz wird oft genug besser. Also trotzdem ein dankbarer Punkt. Der Ischias-Leidende wird ihn öfters am Tag benützen müssen, und stets zwischendurch *sanfte* Dehnübungen am Bein machen.
Manchmal liegt die richtige Stelle so tief, daß man sie mit der Fingerkuppe nicht erreicht. Dann behilft man sich mit dem (nicht zu langen) Fingernagel.

5. HAND 14 „HALS- UND NACKENPUNKT" (JING XIANG DIAN)

Wirkung: Verrenkungsschmerz im Bereich der Halswirbel, Hexenschuß im Nacken. Auch ausstrahlende Schmerzen, die ihre Ursachen im Halswirbelbereich haben — in den Hinterkopf oder in die Schultern und die Arme.

Lokalisation: Dieser Punkt befindet sich zwischen den Grundgelenken des 2. und 3. Fingers am Handrücken, näher aber dem 2. Fingergrundgelenk. In diese Richtung sollte man auch massieren, aber etwas in die Tiefe.
Wie beim Ischias-Punkt gelingt das am besten, wenn man die Hand zur lockeren Faust ballt. Man findet auch hier einen ausgesprochen unangenehmschmerzenden Punkt.
Während der Massage kann man ein Wärmegefühl im Nacken, aber auch im Rachen verspüren; ebenso ein Knistern hören, das aus dem Hinterkopf-Nackenbereich zu kommen scheint. Besonders letzteres ist dann ein Zeichen, daß man die Akupressur zweckmäßig unterbricht, um lockere Nackenbewegungen durchzuführen. Dann wieder Akupressur.

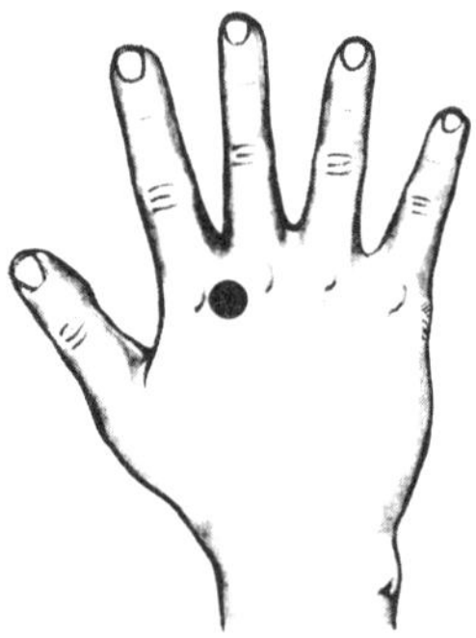

Der „Hals- und Nackenpunkt" wirkt gegen den Verrenkungsschmerz im Halswirbelbereich und gegen die von dort herrührenden ausstrahlenden Schmerzen – Hinterkopf und/oder Schultern. Er befindet sich zwischen den Grundgelenken des 2. und 3. Fingers, nahe dem 2. Fingergrundgelenk.
Wenn man die Hand zur lockeren Faust ballt, erreicht man ihn leichter.

Manchmal hat man das Gefühl: Jetzt fehlt nur noch eine Schleuderbewegung mit dem Kopf, und der Wirbel ist eingerichtet. Das geht selten gut aus, also besser nicht „schleudern". Das Einrichten soll man dem in solchen Dingen geübten Arzt überlassen.

B. Die Fußpunkte

Die hier beschriebenen befinden sich im unteren Verlauf des Blasenmeridians, deshalb steht vor der Nummer des Punktes die Bezeichnung B.

1. DER PUNKT B 59 „YANG DES FUSSKNOCHENS" (FU YANG)

Wirkung: Schmerzen im Lenden- und Kreuzbereich, Kopfschmerzen, Schmerzen und Schwellungen an den Knöcheln.

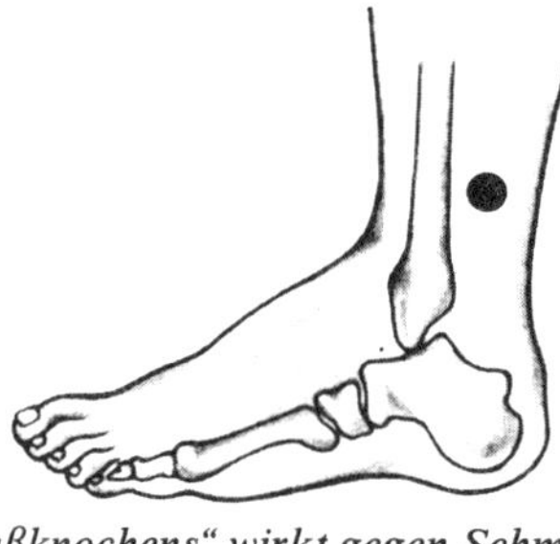

Der Punkt „Yang des Fußknochens" wirkt gegen Schmerzen im Lenden- und Kreuzbereich. Darüberhinaus gegen Kopfschmerzen und geschwollene Knöchel. Er befindet sich in einer Linie, die man nach Ertasten des Hinterrandes des äußeren Knöchels nach oben zieht. Nach 6–9 cm trifft man den seitlichen Rand der sich verbreitenden Achillessehne. Dort ist der Punkt. Als Blasenmeridian-Punkt trägt er die Nr. 59.

Lokalisation: Man geht am besten folgendermaßen vor: Zuerst ertastet man sich den hinteren Rand des äußeren Knöchels und zieht dann mit dem Finger 6—9 cm (je nach Größe) senkrecht in die Höhe, bis man den seitlichen Rand der sich verbreiternden Achillessehne trifft. Hier ist der Punkt. Man massiert mit der Fingerkuppe mittelkräftig. Wenn man am richtigen Punkt ist, kann man auch ein Elektrisiergefühl verspüren, welches in den Außenrist strahlt oder im Bereich der 4. und 5. Zehe wie kleine Stiche auftritt.

2. DER PUNKT B 60 „KOUN LUN"

Bei diesem Punkt sind die deutsche und chinesische Bezeichnung identisch, denn Koun Lun ist der Name eines tibetanischen Berges. Der Punkt zählt aber auch zu den 12 Meisterpunkten der klassischen Akupunktur, und zwar als „Meister des Schmerzes" oder „Meister der Schmerzbekämpfung".

Wirkung:
Nacken-, Rücken-, Lendenschmerzen, Ischias. Darüberhinaus Schmerzen am ganzen Körper, auch Kopfschmerzen, Schwäche an den Beinen, Erschöpfung, wie nach Gewalttouren. Wadenkrämpfe und Hämorrhoiden.

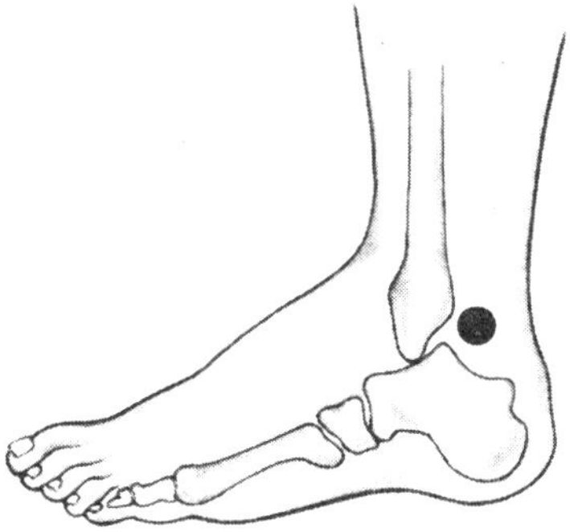

Der Punkt „Koun Lun", nach einem Berg in Tibet benannt, wirkt auf den gesamten Rücken, ebenso gegen Ischias.
Darüberhinaus gegen Erschöpfungszustände, schwache Beine, Schmerzen ganz allgemein, sogar gegen Hämorrhoiden.
Unter den 361 Punkten der Altchinesen gibt es 12 „Meisterpunkte". Der Koun Lun ist einer von ihnen: der „Meisterpunkt der Schmerzbekämpfung".
Er befindet sich in der Mitte zwischen der Spitze des äußeren Knöchels und der Achillessehne. Man massiert gegen die darunterliegende obere Fersenbeinkante. Als Blasenmeridianpunkt trägt er die Nr. 60.

Lokalisation: Der Punkt befindet sich in der Mitte einer gedachten Verbindungslinie zwischen der Spitze des äußeren Knöchels und der Achillessehne. Hier ist man knapp oberhalb der oberen Fersenbeinkante. Gegen diese wird kräftig massiert. Besonders bei Erschöpfungsbeschwerden nach Touren leistet dieser Punkt gute Dienste. Er verbessert die Rekonvaleszenz. In der Akupunktur wird dieser Punkt auch gerne unterstützend — im Verein mit anderen Punkten — bei Schlaflosigkeit verwendet. Die Fähigkeit, nach Anstrengungen entspannt zu schlafen, ist ja die beste Rekonvaleszenz.

3. DER PUNKT B 61 „HILFE DER HAUSANGESTELLTEN" (PU CAN)

Wirkung: Müder Rücken, Kreuzschmerzen, schwere, geschwollene Beine, Knöchel- und Fußschmerzen, wie nach langer Hausarbeit. Kraftlosigkeit der Beine.

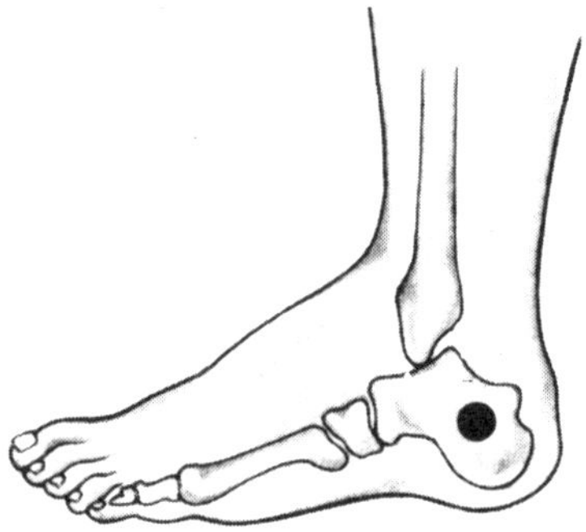

Der Punkt „Hilfe der Hausangestellten" verrät auf Grund seines Namens, wogegen er wirkt: Müder Rücken, Kreuzschmerzen, schwere, geschwollene Beine, Knöchel- und Fußschmerzen – wie nach langer Hausarbeit. Er befindet sich zentral über der Außenfläche des Fersenbeins. Als Blasenmeridianpunkt trägt er die Nr. 61.

Lokalisation: Der Punkt befindet sich zentral über der Außenfläche des Fersenbeins.

Besonders, wenn man wirklich einen Tag lang im Haushalt gearbeitet hat, tut dieser Punkt auf Druck ausgesprochen weh: ein brennender, stechender Schmerz.

Selbstverständlich wirkt dieser Punkt auch bei den Beschwerden der Verkäufer, die den ganzen Tag auf hartem Boden hinter dem Laden stehen müssen. Je mehr es gegen Abend geht, um so empfindlicher wird der Punkt — das geht parallel zu den zunehmenden Beschwerden am Rücken.

4. DER PUNKT B 65 „KNOCHENBINDUNG" (SU GU)

Wirkung: Lenden- und Beinschmerzen, Ischias, Wadenkrämpfe. Nakken- und Kopfschmerzen. Ferner: Augenflimmern. Darüberhinaus gilt der B 65 als einer der Fernpunkte bei der Migräne; auch bei der Akupunkturbehandlung der Epilepsie wird er eingesetzt.

Lokalisation: Der Punkt befindet sich hinter dem Kleinzehengrundgelenk, noch über dem Endteil des Schaftes des Mittelfußknochens. Auch er ist, besonders wenn man unter den entsprechenden Beschwerden leidet, deutlich schmerzempfindlich.
Der B 65 ist der erste von drei benachbarten Punkten, die, obwohl hinsichtlich ihrer Stellung im Meridian grundverschieden, ähnliche Wirkung entfalten. Sie sind alle echte Fernpunkte in Richtung Nacken und Kopf. Der B 65 wirkt zusätzlich auf nähere Bereiche: Lenden und Beine. Der B 67 schließlich ist ein ausgeprägter Scheitelkopf- und Nackenkopfschmerzpunkt.

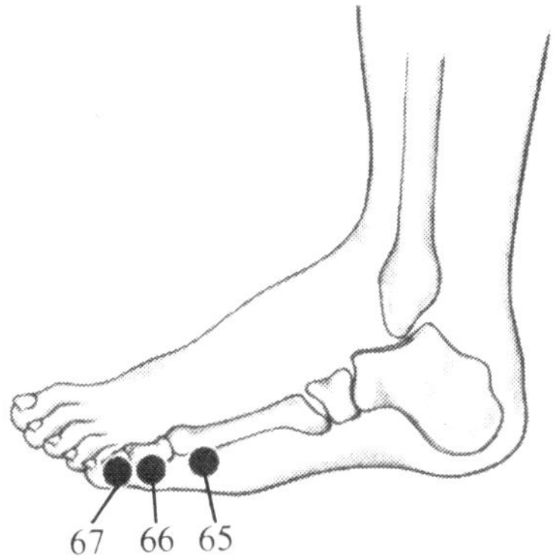

Die drei Endpunkte des Blasenmeridians entfalten einander ähnliche Wirkungen mit kleinen Unterschieden.
B 65, „Knochenbildung": Lenden-, Beinschmerzen, Ischias, Wadenkrämpfe, Nacken- und Kopfschmerzen, Augenflimmern. Er ist ein Migräne-Fernpunkt.
Lokalisation: Hinter dem Kleinzehengrundgelenk am Außenrist.
B 66, „Talpassage": Nacken- und Kopfschmerzen, Augenflimmern, Nasenbluten, Durchfall, wie nach zu langem Aufenthalt in der prallen Sonne.
Lokalisation: Vor dem Kleinzehengrundgelenk am Außenrist.
B 67 „Erreichung des Yin": Scheitel- und Nackenkopfschmerzen. Dieser Punkt findet auch in der Geburtshilfe Anwendung: Er erleichtert die schwere Geburt.
Lokalisation: An der Kleinzehe, im äußeren Nagelfalzwinkel.

Der B 65 ist der *Beruhigungspunkt* (Sedativpunkt) des Meridians. In der Praxis der Akupressur bedeutet das: Man setzt ihn dann zweckmäßig ein, wenn man sich auch ausruhen kann, nach der Arbeit, die am Entstehen der Beschwerden mitbeteiligt war.

Der B 67 ist der *Kräftigungspunkt* (Tonisierungspunkt) des Meridians. Das wieder bedeutet: Man setzt ihn dann zweckmäßig ein, wenn man zwar erschöpft ist, sich aber nicht ausruhen kann. Deshalb ist der B 67 einer der Hauptpunkte zur Erleichterung der schweren Geburt. Diese kann man ja nicht einfach abbrechen, bevor das Kind gesund zur Welt gekommen ist, auch wenn man als werdende Mutter noch so müde ist.
Der B 66 liegt in jeder Hinsicht in der Mitte.

5. DER PUNKT B 66 „TALPASSAGE“ (TONG GU)

Wirkung: Nackenschmerzen, Nackensteife, Kopfschmerzen. Weiters: Augenflimmern, Nasenbluten, Durchfall.

Lokalisation: Der Punkt befindet sich vor dem Grundgelenk der Kleinzehe, an der Außenseite.
Er liegt in der Mitte zwischen seinen Nachbarpunkten B 65 und B 67. Auch in der Wirkung bewegt er sich etwa in der Mitte. Weniger auf Kreuzschmerzen und Ischias gerichtet als der B 65, weniger auf die Scheitelkopfschmerzen als der B 67, dafür aber ausgesprochen stark bei jenen Nacken-Hinterkopfgeschehen, wie sie durch zu langen Aufenthalt in der prallen Sonne hervorgerufen werden.

6. DER PUNKT B 67 „ERREICHUNG DES YIN“ (ZHI YIN)

Wirkung: Scheitel- und Nackenkopfschmerz. Ferner: Erleichterung der schweren Geburt.

Lokalisation: An der Kleinzehe, im äußeren Nagelfalzwinkel. Dieser Endpunkt des Blasenmeridians ist zugleich sein Tonisierungspunkt. Wenn man ihn im Stehen sticht, kann es passieren, daß durch plötzliches Freisetzen von Energie der Patient ohnmächtig wird. Das sollte man auch bei der Akupressur berücksichtigen: Nur im Sitzen (oder besser im Liegen) bearbeiten. Anschließend, nach einer kleinen Ruhepause, kann man aufstehen und wird sich sogar kräftiger fühlen.
Der Punkt sollte auch deshalb besonders vorsichtig bearbeitet werden, da es hier durch zu unsachgemäßes Malträtieren zu Verletzungen und zu Infektionen kommen kann. Nur mit der Fingerkuppe. Mit dem Nagel kann man Wunden setzen.

II. Punktekombinationen

Während die Einzelpunkte vorwiegend bei akuten Schmerzgeschehen am Rücken eingesetzt werden, sind die Punktekombinationen mehr für den chronisch Leidenden gedacht.

Es gibt Überschneidungen: Einige der bereits besprochenen Einzelpunkte kommen auch in den Kombinationen vor. Nur werden sie durch andere Punkte in der Zielwirkung unterstützt. Zu den Zielen gehört hier nicht nur die Schmerzlinderung, sondern auch die Förderung von regulativen Prozessen, wie der Aufbau von lokalgeschädigten Geweben, besserer Kalkeinbau in den Knochen usw.

Daß man über Akupunkturpunkte derartige Initiativen setzen kann, scheint durch vielfache Beobachtung bestätigt. Freilich muß man auch das notwendige Material zur Verfügung stellen, sich also während der Anwendung der Punktekombinationen entsprechend ernähren. So kann man das Kapitel über die Punktekombinationen vom Kapitel über Ernährung (Seite 120 ff) nicht trennen. Auch die Verwendung von Heilkräutern und der Einsatz der Bewegungstherapie sollten sinn- und zeitgemäß zum Tragen kommen. Man könnte die Punktekombinationen mit einem Architekten vergleichen, der den Plan für den Bau des Hauses als initiale Information liefert.

Ohne Maurer und deren Hilfsarbeiter kommt der Architekt nicht aus. Der Maurer ist im speziellen Fall der Körper selbst, in Form der ihm innewohnenden Regulationskräfte, seiner Tendenz, Strukturen nicht nur zu erhalten, sondern nach Notwendigkeit und Möglichkeit auch zu verbessern. Die Hilfsarbeiter sind (im vorliegenden Buch) die Heilkräuter; Hilfsarbeiter und zugleich auch kleine Spezialisten auf ihrem jeweiligen Gebiet. Sie ermöglichen ein flotteres Arbeiten.

Alle zusammen aber kommen nicht ohne Ziegel aus, ohne Baumaterial. Dieses muß der Mensch erst einmal essen. Aus hochwertigem Baumaterial schließlich können der Architekt, seine Maurer und deren Hilfsarbeiter auch ein hochwertiges Haus bauen. Oder — daran wird dem interessierten Leser mehr liegen — ein altes, etwas ruinöses Haus auf gut brauchbar renovieren.

Die folgenden Punktekombinationen sind etwas diffiziler als die Einzelpunkte. Man muß sich nicht nur darüber klar sein, *wo* es weh tut, sondern auch, *wie* es weh tut. Ob beim Drehen oder beim Beugen und Strecken des Rumpfes usw.

Wenn man die im persönlichen Fall richtige Kombination gefunden hat, verwendet man sie am besten kurmäßig. Die an der Kombination beteiligten Punkte werden ein bis mehrmals täglich systematisch akupressiert. Etwa zwei bis vier Wochen lang.

Zur Zeichenerklärung:
Die folgenden Punkte tragen auch deutsche Kürzel und eine Nummer. Die Kürzel bedeuten:

B = Blasenmeridian
DÜ = Dünndarmmeridien
G = Gallenblasenmeridian
KS = Kreislauf-Sexualitätsmeridian
LG = Lenkergefäß
MP = Milz-Pankreasmeridian
3 E = Dreifacher Erwärmermeridian
PAM = Punkt außerhalb der Meridiane

Die Nummer dahinter ist die Registriernummer im Verlauf des Meridians oder, bei PAM, nach der Körperregion.

1. Die Punktekombinationen bei Nackenbeschwerden

Je nach Typ der chronischen Nackenbeschwerden gibt es zwei Varianten:

Nackenschmerzen in der Mitte
Bewegungsschmerz bei Vor- und Rückbeugen des Kopfes

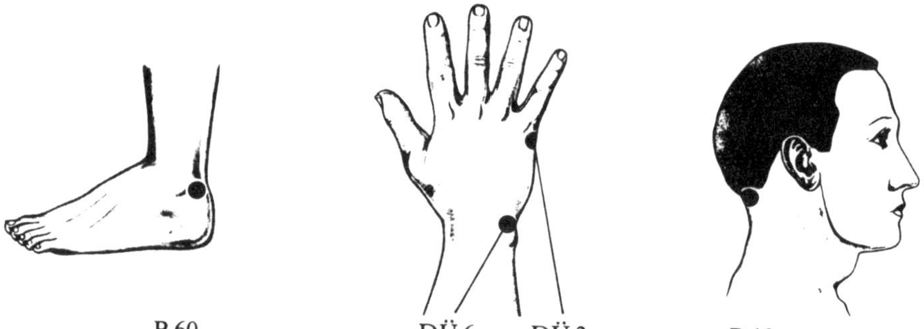

B 60 DÜ 6 DÜ 3 B 10

A. Wenn der Bewegungsschmerz beim Vor- und Rückbeugen des Kopfes am deutlichsten auftritt, empfehlen sich folgende Punkte:

B 60, „Koun Lun“

In der Mitte zwischen Achillessehne und Außenknöchelspitze. Oberkante des Fersenbeins. Dieser Punkt zählt auch zu den Einzelpunkten (Seite 21)

DÜ 3, „Hintere Schlucht" (Hou Xi)

Seitliche Handkante, am Ende der queren Handflächenlinie.

DÜ 6, „Pflege des Alters" (Yang Lao)

Vorderer Unteramrücken, direkt hinter dem vorstehenden (unteren Ellenbeinknöchelchen.
Man beachte auch den aussagekräftigen Namen dieses Punktes.

B 10, „Himmelssäule" (Tian Zhu)

Nacken-Hinterkopfübergang, 3 cm von der Mittellinie, in einer Vertiefung.

> Alle Punkte in der angegebenen Reihenfolge je ca. 1 Minute lang mit der Fingerkuppe massieren.
> Beidseits, 1—3—5 x täglich.

Nackenschmerzen seitlich
Bewegungsschmerz bei Drehen und Wenden des Kopfes

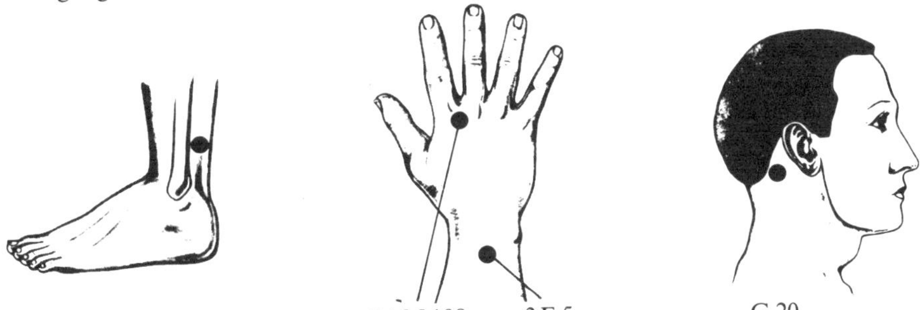

G 39 PAM 108 3 E 5 G 20

> B. Wenn der Bewegungsschmerz beim Drehen und Wenden im Vordergrund steht, empfiehlt sich ein ähnliches System:

G 39, „Aufgehängte Glocke" (Xuan Zhong)

Ca. 5 cm oberhalb des Außenknöchels, an der Hinterkante des Wadenbeins. Dieser Punkt ist weiter vorne und auch etwas tiefer als der bei den Einzelpunkten erwähnte B 59 (Seite 20)

PAM 108, „Hexenschuß" (Luo Zhen)

Am Handrücken, nicht ganz soweit vorne wie der Handpunkt 14 (Seite 19), also nicht zwischen den Fingergrundgelenken, sondern etwa 1/2 cm weiter hinten, zwischen dem 2. und dem 3. Mittelhandknochen. Der Name des Punktes sagt alles aus. Allerdings: Er gilt weniger für den akuten denn für chronischen „Hexenschuß". Deshalb hat man ihm auch in China nach einiger Zeit einen anderen, besser unterscheidenden Namen gegeben: Xiang Quiang = „steifer Nacken".

3 E 5 „Außengrenze" (Wai Guan)

Unterarmrücken Mitte, 3 cm hinter dem Handgelenk. Ein vielgebrauchter Punkt in der Akupunktur, nicht nur für Nackenbeschwerden. Auch für Gehörschwäche, Ohrensausen, weiters Mumps und sogar gegen Hirnschlagfolgen wird er eingesetzt. Darüberhinaus gilt er als einer der stärksten Punkte gegen Wetter-Überempfindlichkeit *).

G 20, „Wind-Teich" (Feng Chi)

Nacken-Hinterkopfübergang, Mitte zwischen Ohr und hinterer Mittellinie, in einer Vertiefung.
Auch dieser Punkt zählt zu den meistgebrauchten in der Akupunktur. Er hat ähnliche Indikationen wie der vorerwähnte 3 E 5: Gehörschwäche, Ohrensausen, Hirnschlagfolgen. Er gilt aber auch als bedeutender Augenpunkt und als Punkt gegen „Grippe". Daß er auch gegen Wetterfühligkeit wirkt, sagt schon der Name aus.
Wenn der Punkt bei der Akupressur besonders weh tut, dann zahlt es sich aus, einen neuraltherapeutisch interessierten Arzt zu konsultieren, denn dieser Punkt spricht auf Neuraltherapie ausgesprochen gut an.

Alle Punkte in der angegebenen Reihenfolge je ca. 1 Minute lang mit der Fingerkuppe massieren. Beidseits, 1—3—5 x täglich.

2. Die Punktekombinationen bei Rückenbeschwerden

Je nach Typ der chronischen Rückenbeschwerden gibt es zwei Varianten.

*) Manche Menschen schwören auf Kupfer- oder Magnetarmbänder. Die meisten lachen darüber. Zu Unrecht. Wenn der Reiz durch das „rote Metall" (Kupfer) oder durch den Magnet exakt diesen Punkt trifft, wenn auch die Seite (links oder rechts) richtig und wenn man für jene Beschwerden anfällig ist, welche dieser Punkt beeinflußt — dann ist das Armband kein Aberglaube.

Rückenschmerzen nahe der Wirbelsäule
Bewegungsschmerz bei Vorbeugen und Aufrichten

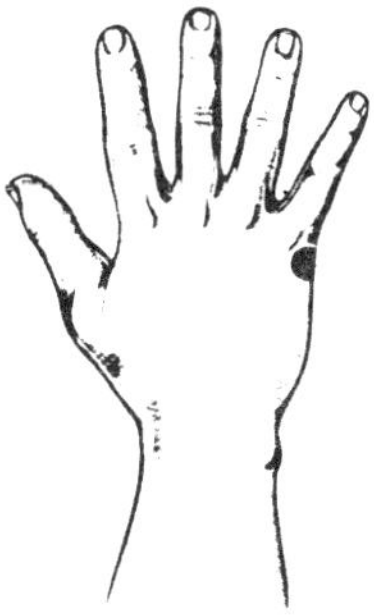
DÜ 3

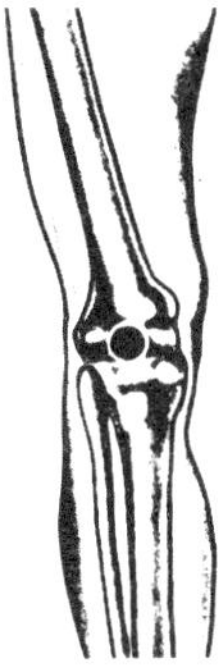
B 54

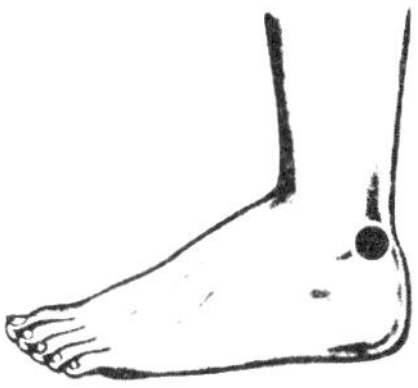
B 60

A. Wenn der Bewegungsschmerz beim Vorbeugen und Aufrichten des Rumpfes erfolgt und der Schmerz direkt an der Wirbelsäule verspürt wird:

DÜ 3, „Hintere Schlucht" (Hou Xi)

Seitliche Handkante, am Ende der queren Handflächenlinie.

B 54, „Mittlere Speicherung" (Wei Zhong)

Im Mittelpunkt der Kniekehlenquerfalte

B 60, „Koun Lun"

In der Mitte zwischen Achillessehne und Außenknöchel-Spitze. Oberkante des Fersenbeins.

Rückenschmerzen seitlich, am Brustkorb
Bewegungsschmerz bei Drehen des Brustkorbes

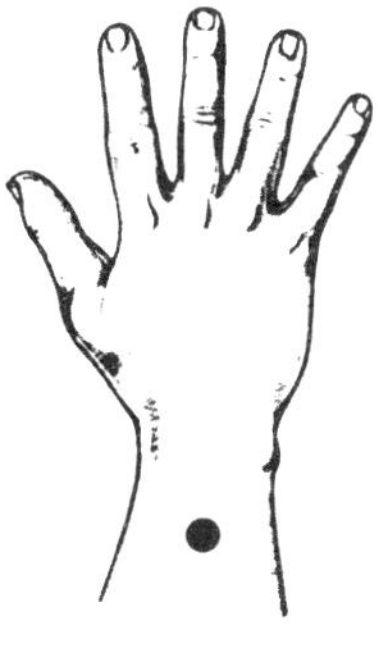
3 E 6

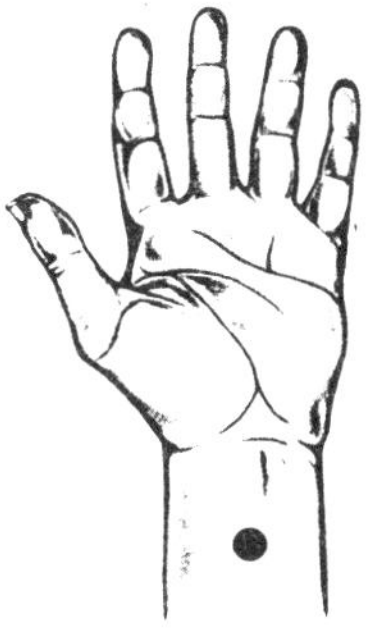
KS 6

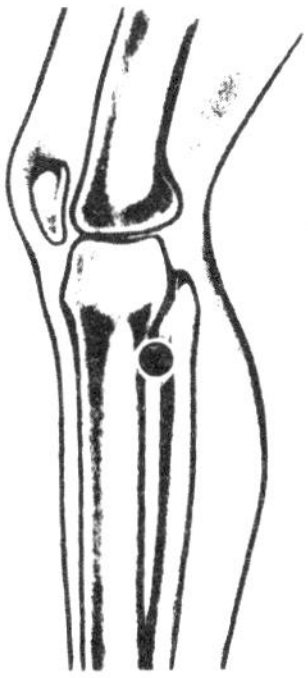
G 34

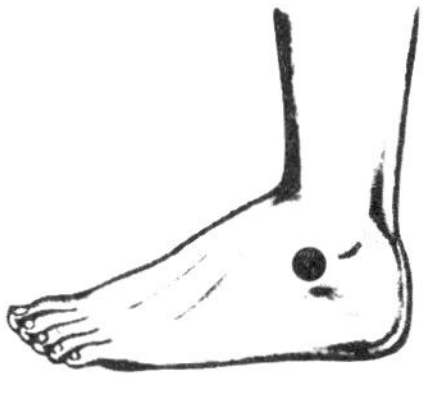
G 40

B. Wenn der Bewegungsschmerz beim Drehen des Brustkorbes auftritt und mehr in die Rippen ausstrahlt.

3 E 6, „Zweiggraben" (Zhi Gou)

Unterarmrücken, 5 cm hinter dem Handgelenk. Dieser Punkt hat auch eine unterstützende Wirkung bei der chronischen Verstopfung.

KS 6, „Innengrenze" (Nei Guan)

Am Unterarm-Vorderarm, 5 cm oberhalb der mittleren Handgelenksfalte. Dieser Punkt kann auch bei *Hustenreiz* gedrückt werden. Man muß dann recht fest massieren, die Wirkung ist aber oft sehr prompt.

G 34, „Yang-Hügel-Quelle" (Yang Ling Quan)

Vor und unter dem Wadenbeinköpfchen in einer Mulde, bei gebeugtem Knie gut tastbar. Einer der 12 Meisterpunkte.

G 40, „Hügel-Markt" (Qui Xu)

Vor dem Außenknöchel in einer Mulde.

Alle Punkte in der angegebenen Reihenfolge je ca. 1 Minute lang mit der Fingerkuppe massieren. Beidseits, 1—3—5 x täglich.

3. Die Punktekombinationen bei Kreuz- und Lendenbeschwerden

Je nach Typ der Beschwerden gibt es drei Varianten:

Kreuz- und Lendenschmerzen in der Mitte
Bewegungsschmerzen bei Beugen und Aufrichten

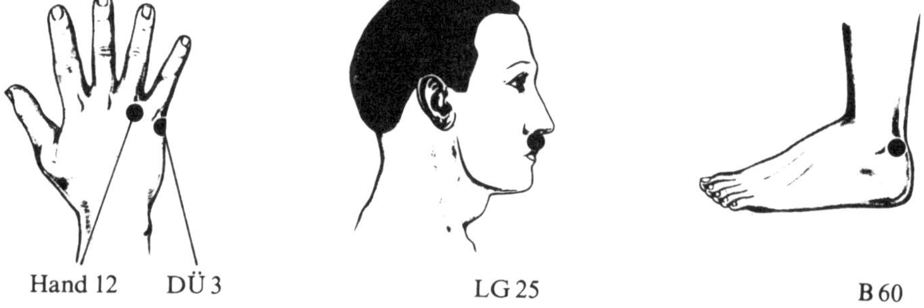

A. Wenn der Bewegungsschmerz beim Vorbeugen und Aufrichten am meisten verspürt wird und sich in der Mitte der Wirbelsäule befindet:

Hand 12, „Ischias-Nerv“ (Zi Gu Chen Jing Dian)

Zwischen den Grundgelenken des 4. und des 5. Fingers, am Handrücken, näher dem 4. Grundgelenk. Dieser Punkt zählt auch zu den Einzelpunkten (Seite 18)

DÜ 3, „Hintere Schlucht“ (Hou Xi)

Seitliche Handkante, am Ende der queren Handflächenlinie.

LG 25 „Wassergraben“ (Ren Zhong)

In der Mitte zwischen Oberlippe und Nase.

B 60 „Koun Lun“

In der Mitte zwischen Achillessehne und Außenknöchel-Spitze. Oberkante des Fersenbeins.

Kreuz- und Lendenschmerzen seitlich (Beckenkamm)
Bewegungsschmerz bei Beugen, Strecken und Drehen des Rumpfes

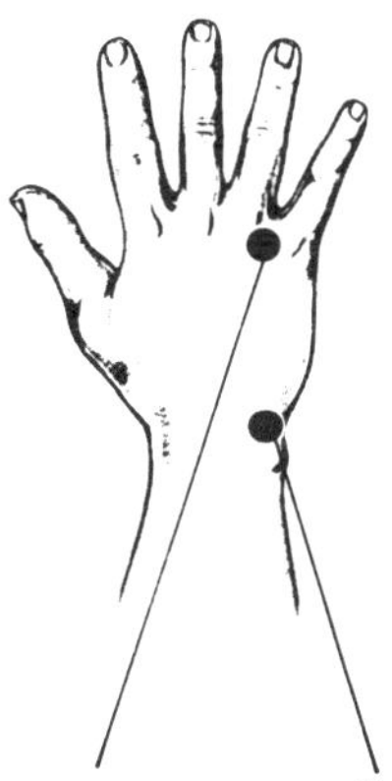

Hand 12 DÜ 6

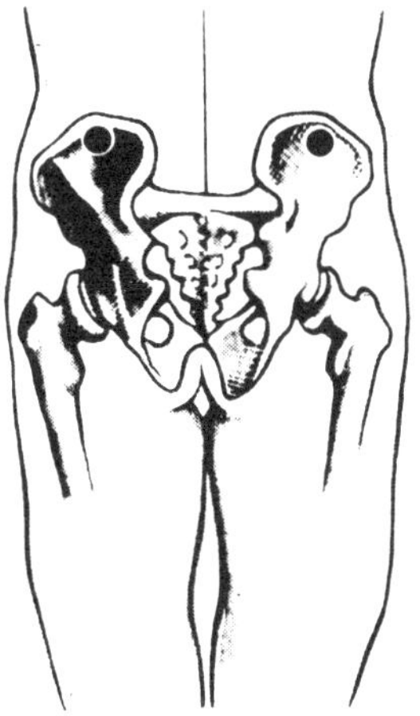

PAM 74

Knie von außen

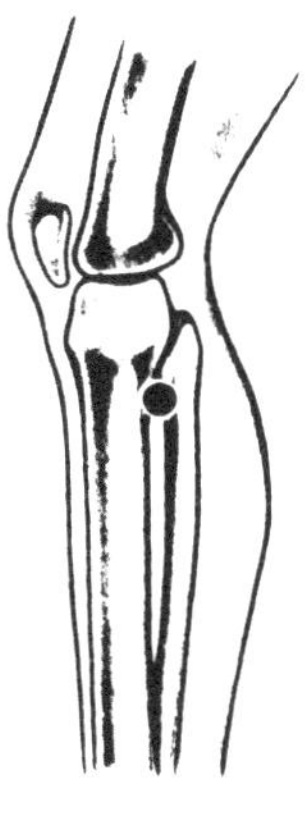

G 34

B. Wenn der Bewegungsschmerz beim Beugen, Strecken und Drehen des Rumpfes am meisten verspürt wird und mehr seitlich in den Beckenkamm ausstrahlt:

Hand 12, „Ischias-Nerv“ (Zi Gu Chen Jing Dian)

Zwischen den Grundgelenken des 4. und 5. Fingers, am Handrücken, näher dem 4. Fingergrundgelenk.

DÜ 6, „Pflege des Alters“ (Yang Lao)

Vorderer Unterarmrücken, direkt hinter dem vorstehenden (unteren) Ellenbeinknöchelchen.

PAM 74 „Auge des Kreuzes“ (Yao Yan)

In der Mitte der Beckenschaufel hinten, Höhe des 4. Lendenwirbels.

G 34 „Yang-Hügel-Quelle“ (Yang Ling Quan)

Vor und unter dem Wadenbeinköpfchen, in einer Mulde, bei gebeugtem Knie gut tastbar.

Kreuz- und Lendenschmerzen außen, in Hüftgelenk und Leiste ausstrahlend
Bewegungsschmerz bei Drehen des Rumpfes

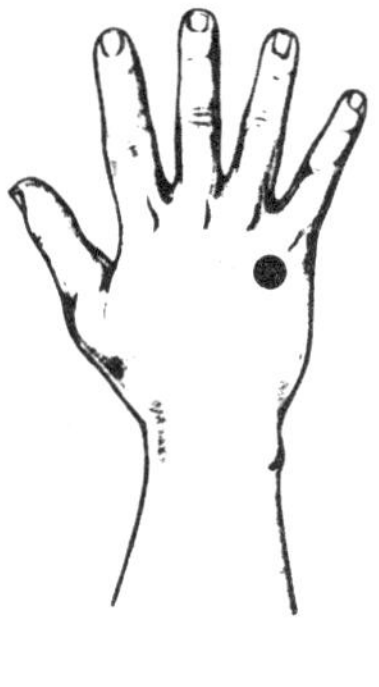

3E3

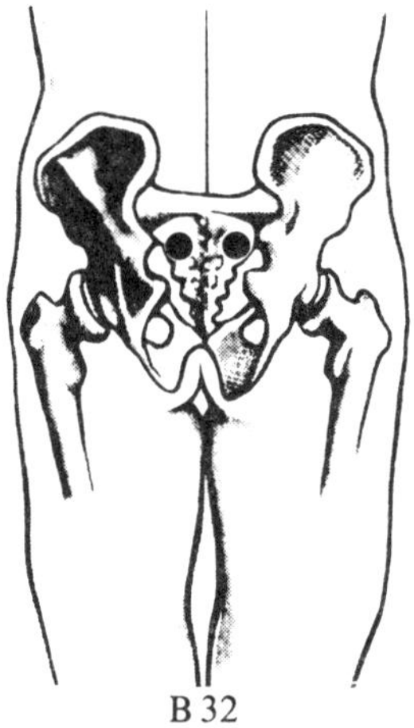

B32

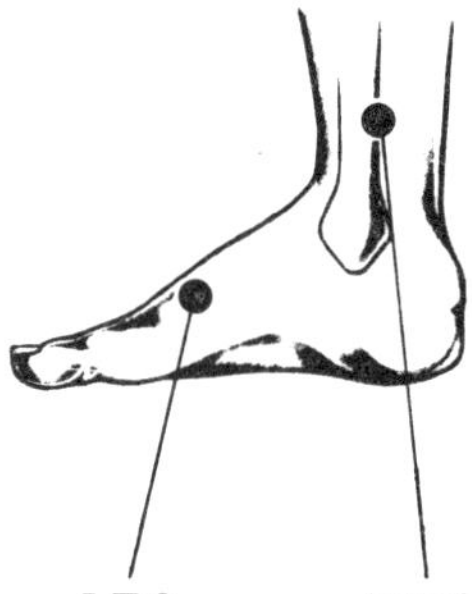

LE3 MP6

C. Wenn der Bewegungsschmerz beim Drehen des Rumpfes am meisten verspürt wird und nach außen, in Hüftgelenk und Leiste ausstrahlt:

3 E 3, „Mittelinsel“ (Zhong Zhu)

Am Handrücken, zwischen 4. und 5. Mittelhandknochen, unweit vom Punkt Hand Nr. 12 (Seite 18). Während letzterer sich exakt in Grundgelenkshöhe befindet, liegt der 3 E 3 etwa 1 cm weiter hinten. Er läßt sich am besten drücken, wenn man die Hand zur lockeren Faust ballt.

B 32, „Folgende Grube“ (Ci Liao)

Im zweiten Kreuzbeinloch. Der Punkt ist deutlich druckempfindlich, wenn seine Akupressur angebracht ist. Es kann aber auch sein, daß man das erste Kreuzbeinloch mehr spürt: Hier liegt der Punkt „Obere Grube“. Oder das dritte: „Mittlere Grube“. Seltener das vierte: „Untere Grube“. Alle diese Punkte zählen zum Blasenmeridian (B 31—B 34) und haben die gleiche Wirkung. Man wählt den, der am meisten schmerzt.

MP 6 „Treffpunkt der drei Yin“ (San Yin Yiao)

Etwa 5 cm oberhalb des inneren Knöchels, an der Schienbeinhinterkante. Ausgeprägt schmerzempfindlich.
Der „Treffpunkt der drei Yin“-Meridiane des Beines (Milz-Pankreas, Leber und Niere) ist einer der Punkte mit breitester Wirkung. Er weist nicht weniger als gezählte 36 verschiedene Indikationen auf!

LE 3 „Höchster Angriffspunkt (Tai Chong)

Zwischen dem ersten und zweiten Mittelfußknochen in einer Vertiefung.

Wenn man die geeignete Kombination gefunden hat, massiert man die jeweiligen Punkte in der angegebenen Reihenfolge.
Mit der Fingerkuppe, je ca. 1 Minute lang, 1—3—5 x täglich.

4. Die Punktekombinationen bei der Ischialgie

Je nach Typ des Ischias-Schmerzes gibt es zwei Varianten

Ischialgie hinten
Schmerzen bei Beugen und Strecken des Rumpfes, ausstrahlend in das Bein

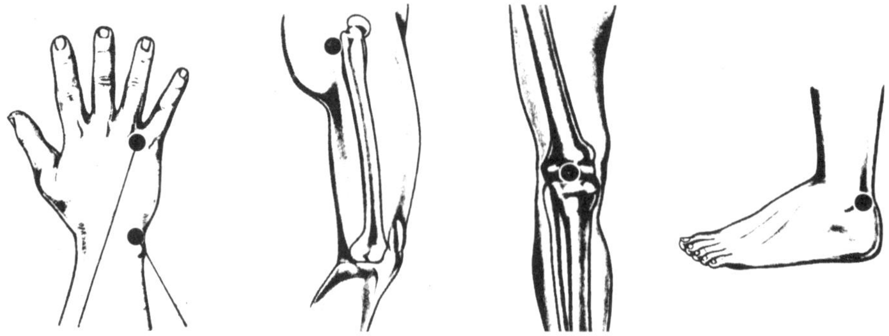

Hand 12 DÜ 6 G 30 B 54 B 60

A. „Ischialgie hinten"; wenn der in das Bein ausstrahlende Schmerz beim Beugen und Strecken des Rumpfes verstärkt wird, empfiehlt sich folgende Kombination:

Hand 12 „Ischias-Nerv" (Zi Gu Chen Jing Dian)

Zwischen den Grundgelenken des 4. und 5. Fingers, am Handrücken, näher dem 4. Fingergrundgelenk.

G 30 „In den Reifen springen" (Huan Tiao)

Hinter dem vorstehenden Oberschenkelknochen, das ist der, auf dem man in Seitenlage aufliegt. Wenn man „habt acht" steht, „stramm steht", dann bildet sich an dieser Stelle eine Mulde. Dort ist der Punkt. Der G 30 zählt zu den 12 Meisterpunkten der Akupunktur. Sein Name „in den Reifen springen" soll aussagen, daß man, wenn man ihn bearbeitet, bald wieder imstande ist, in den Reifen zu springen, dh. Sport zu betreiben.

B 54 „Mittlere Speicherung" (Wei Zhong)

Im Mittelpunkt der Kniekehlenfalte. Ebenfalls einer der 12 Meisterpunkte.

B 60 „Koun Lun"

In der Mitte zwischen Achillessehne und Außenknöchel-Spitze. Oberkante des Fersenbeins. Der dritte Meisterpunkt in dieser Kombination.

Ischialgie seitlich
Schmerzen bei Drehen des Rumpfes, ausstrahlend in das Bein

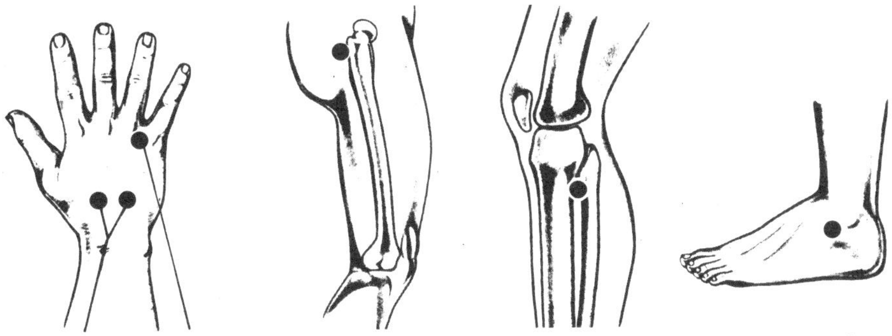

Lokale P. Hand 12 G 30 G 34 G 40

B. „Ischialgie seitlich", wenn der in das Bein ausstrahlende Schmerz beim Drehen des Rumpfes verstärkt wird.

Lokale Punkte am Handrücken

Man findet gewöhnlich 1—2 solche ausgeprägt schmerzhafte Stellen, etwa dort, wo sie auf der Abbildung eingezeichnet sind. Sie können, müssen aber nicht mit den beiden Handpunkten 1 (Seite 16) identisch sein. Auf alle Fälle baut man sie zweckmäßig in diese Kombination ein.

Hand 12 „Ischias-Nerv" (Zi Gu Chen Jing Dian)

Zwischen den Grundgelenken des 4. und des 5. Fingers am Handrücken, näher dem 4. Fingergrundgelenk.

G 30 „In den Reifen springen" (Huan Tiao)

Hinter dem vorstehenden Oberschenkelknochen. In der vorhergehenden Kombination ist dieser wichtige Punkt detailliert beschrieben.

G 34 „Yang-Hügel-Quelle" (Yang Ling Quan)

Vor und unter dem Wadenbeinköpfchen, in einer Mulde, bei gebeugtem Knie gut tastbar. Einer der 12 Meisterpunkte.

G 40 „Hügel-Markt" (Qui Yu)
Vor dem Außenknöchel in einer Mulde.

Wenn man die richtige Kombination gefunden hat, massiert man in der angegebenen Reihenfolge die Punkte je ca. 1 Minute beidseits, 1—3—5 x täglich.

Die Reflexzonen

Auch über Reflexzonen kann man Rückenschmerzen, Bandscheibenleiden und Ischias günstig beeinflussen. Ihre Handhabung aber ist bereits diffiziler: Um echten Erfolg zu erreichen, bedarf es schon eines Fachmannes und seiner geübten Finger. Das gilt sowohl für die Fußreflexzonen-Massage wie für die Rückenreflexzonenmassage. Deshalb sind hier nur vereinfachte Techniken, wie man sie auch im Hausgebrauch nutzen kann, ohne sich Schaden zu setzen, angeführt. Vor allem bei den Rückenreflexzonen sollte man bedenken, daß es ein Unterschied ist, ob man Fernwirkungen auf Organe über Rückenareale erzielen will, welche selbst nicht besonders schmerzen, oder ob man an einem Rücken, der selbst geschädigt ist, manipuliert. Unsachgemäßes Arbeiten kann hier einiges verschlechtern.

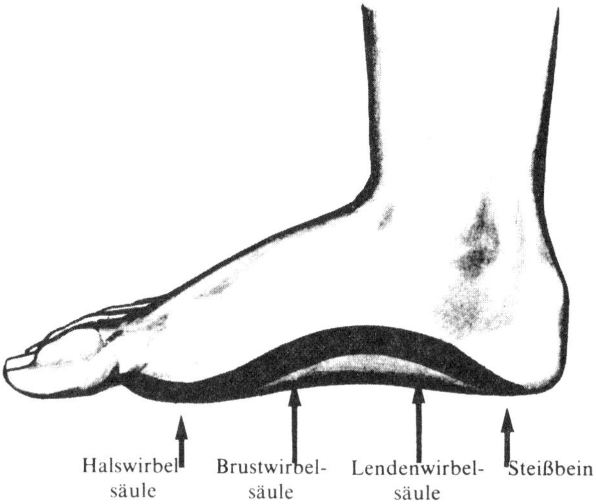

Die *Fußreflexzone* für die Wirbelsäule beginnt am Großzehengrundgelenk und tangiert hier gerade noch die Fußsohle selbst. Dort befindet sich das Areal für die Halswirbelsäule. Direkt in der Falte des Grundgelenkes der Großzehe ist der Abschnitt für die so wichtigen sechsten und siebenten Halswirbel.
Das Areal für die Brustwirbelsäule verläßt die eigentliche Fußsohle und bewegt sich in einer sanften Linie an der Seiteninnenkante des Fußes.
Die Areale für die Lendenwirbelsäule und für das Steißbein sind in Richtung Ferse daran angelagert und erreichen wieder die Sohle.

Man bearbeitet das jeweils entsprechende Areal im Hausgebrauch am besten mit dem Stiel eines erwärmten Löffels. Das ist alles andere als fachgemäß, aber so kann man sich am wenigsten schaden, und etwas Hilfe bringt es doch.
Bedächtig mit kreisenden Bewegungen massieren. Die Massage immer wieder unterbrechen und leichte Bewegungsübungen durchführen. Es steigert den Erfolg.
1—2x täglich, an beiden Fußsohlen.
Auch das Rollen mit einem Ball führt, wenn man es geschickt macht, zum Ziel.
Eine eigene Fußreflexzone gibt es für Ischiasschmerzen. Die Technik der Behandlung im Hausgebrauch ist dieselbe wie oben beschrieben.

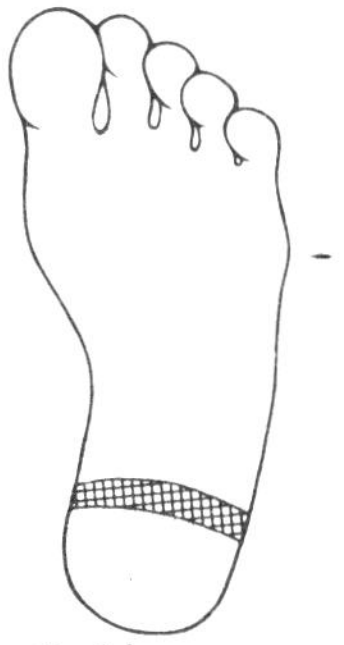

Ischiaszone
an der Fußsohle

Die *Rückenreflexzonen* für die verschiedenen Arten von Rückenbeschwerden oder für Ischias sind äußerst kompliziert. Es müssen die Reflexe oft erst über eine „muskuläre“ Massage an den Bauchdecken vor-ausgelöst werden, dann wird das Bindegewebe bearbeitet, dann erst kommt die kranke Seite in Arbeit, dann wieder Zwischenreflexsetzung über Beckenkamm oder Schulterblatt, anschließend „Anhakstriche“ am Oberschenkel- oder Schulterknochen und als letztes das Wirbelsäulengebiet. „Muskuläre“, „bindegewebige“ Massage oder „Lymphdrainage“ wählt man nach Befund und Notwendigkeit, also von Fall zu Fall.

Hier ist man im Hausgebrauch doch überfordert.

Zwei Stellen kann man aber empfehlen: Die *Massage des Beckenkammes* und die *Massage der Schulterblattkanten.* Man massiert sehr sanft und sehr bedächtig, in kreisenden Bewegungen. Auf keinen Fall sollte man, wenn man auf Muskelverhärtungen trifft, diese „ausmassieren“ wollen. Wenn man das falsch macht, erhöht sich die Muskelspannung und die Beschwerden nehmen zu. Besonders in der Mitte der Schulterblatt-Innenkante findet man bei praktisch jedem Rückengeschädigten solche verhärtete Stränge. Vorsicht! *Diese Arbeit lieber dem Fachmann überlassen.* Man kann von solchen Stellen echte Migränen auslösen.

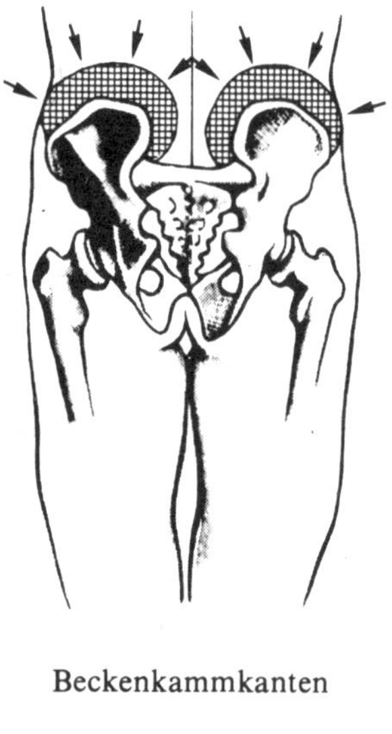

Beckenkammkanten

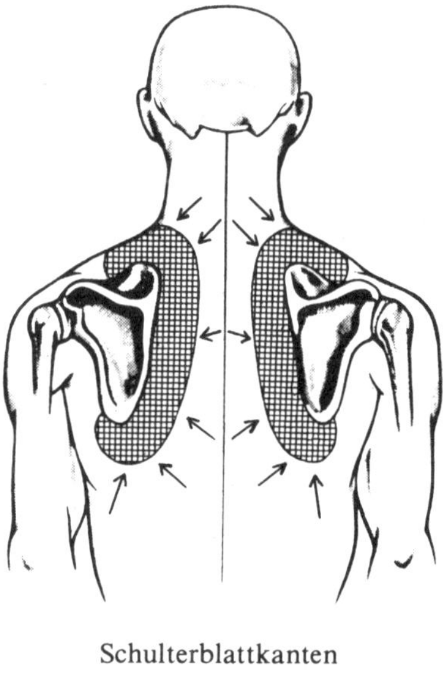

Schulterblattkanten

Für den Hausgebrauch kann man bei Rückenbeschwerden nur sehr sanfte Massagen entlang der Beckenkammkanten und entlang der Schulterblattkanten empfehlen. Über die Beinhaut des Knochen werden von hier aus Reflexe mit entspannender Wirkung ausgelöst. Massagen, die darüberhinaus gehen, sollte man dem Fachmann überlassen.

Heilkräuter bei Rückenschmerzen und Bandscheibenleiden

Es gibt eine Reihe von Heilkräutern, die bei diesen Leiden eine gute unterstützende Wirkung entfalten. Sichtet man das Angebot, so kommt man auf ein recht einfaches Grundsystem, das sich auch in der Praxis sehr bewährt hat. Der Großteil der üblichen Rückenbeschwerden wird so erfaßt. Erweiterungen oder Varianten sind, wie sich gezeigt hat, eher selten nötig.
Dieses Grundsystem der Behandlung von Rückenbeschwerden durch Heilkräuter greift auf vier Pflanzen zurück, welche in gestaffelter Kur verwendet werden:

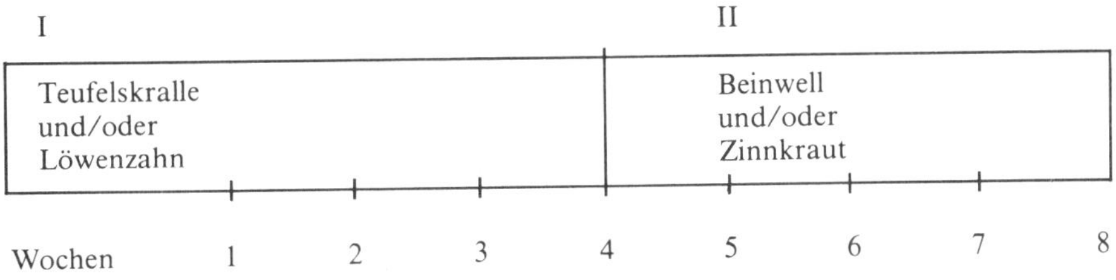

I. Man eröffnet die Kur mit Teufelskralle und/oder Löwenzahn und beseitigt auf diese Weise die vordringlichen, ausheilverhindernden Schlakken. Zugleich nutzt man den entzündungswidrigen Effekt dieser Pflanzen, welcher ja — besonders bei der Teufelskralle — mit der Wirkung üblicher cortisonfreier Antirheumatika der pharmazeutischen Industrie verglichen wird. Völlig zu Recht, wie man oft beobachten kann.
Eine wesentliche Voraussetzung allerdings ist, daß man einwandfreies Material zur Verfügung hat. Bei der Teufelskralle muß man sehr darauf achten, denn hier gelangt auch Material aus unwirksamen Wurzelteilen auf den Markt. Seriöse Firmen sind jedoch dazu übergegangen, die Ia-Qualität ihres Produktes (Verwendung nur der sekundären Speicherwurzeln) schriftlich zu garantieren. Ohne eine solche Garantieerklärung auf oder in der Packung sollte man Teufelskralle sicherheitshalber nicht erwerben. So vermeidet man unnötige Enttäuschungen.
Der Löwenzahn ist (wie auch Beinwell und Zinnkraut) mit solchen Problemen glücklicherweise nicht belastet. Zu wirkstoffarmem Material

kann man auch hier kommen, wenn man beim Selbersammeln zeitlich oder sachlich falsch vorgeht. Für die meisten Leser wird es besser sein, sich auf Apothekerware mit geprüftem Gehalt zu verlassen.

II. Nach einer ca. 4 Wochen dauernden Teufelskrallen- und/oder Löwenzahnkur geht man nahtlos auf Beinwell und/oder Zinnkraut über: Beinwell ist ein aufbaufförderndes, oder, bei älteren Leuten: ein abbaubremsendes Mittel; das Zinnkraut wiederum ein strukturbildendes Mittel, das zugleich Restschlacken beseitigt. Auch diese Kur wird ca. 4 Wochen lang durchgeführt.
Zwischen Teufelskralle und Löwenzahn einerseits, wie zwischen Beinwell und Zinnkraut anderseits, gibt es Unterschiede in der Wirkung, aber auch sinnvolle Ergänzungen.
So wirkt die Teufelskralle vorwiegend auf die Rückengebiete *unterhalb* der Brustwirbelmitte, der Löwenzahn auf die Gebiete *oberhalb* davon. Der Beinwell wieder fördert den Aufbau von geschädigten Skelettteilen und Bändern, ohne selbst Material beizusteuern; das Zinnkraut dagegen stellt auch einen wichtigen Materialspender dar.
So werden wohl die meisten der interessierten Leser von der Kombination aller vier Pflanzen Gebrauch machen.

I. Teufelskralle + Löwenzahn in einfachster Kombination:
1 Eßlöffel Löwenzahn-Frischpflanzensaft in den Teufelskrallentee oder in getrennter Gabe.

II. Beinwell + Zinnkraut:
1 Tasse Beinwelltee vor, 1 Tasse Zinnkrauttee nach den Mahlzeiten. Auch die Kombination: Beinwell in homöopathischer Gabe und Zinnkraut als Tee, ist zielführend, ebenso: Beinwell als Tee, Zinnkraut als Frischpflanzenpreßsaft, usw.

Über die jeweiligen Möglichkeiten wird in den Kapiteln über die einzelnen Pflanzen detailliert berichtet, auch über einige bewährte Misch-Tees.
Bei Rückenbeschwerden, Bandscheibenleiden und Ischias sollte eine Heilkräuterbehandlung nie auf sich allein gestellt sein. Ganz abgesehen davon, daß in Fällen mit starken Schmerzen ohne die Hilfe der Mittel der allopathischen Medizin oft kein Auslangen zu finden ist — zumindest *initial,* um die ärgsten Beschwerden zu beseitigen, wird man darauf zurückgreifen müssen —; auch die Kräuterkur selbst

ist nur dann von Langzeitwirkung, wenn man mit anderen Maßnahmen kombiniert und dabei sinnvoll *synchronisiert:* die Anwendungen also zeitlich aneinander angleicht.
Eine schematische Übersicht ist auf Seite 9 zu finden.
Die entschlackende Wirkung von Teufelskralle und Löwenzahn wird durch eine in gleicher Richtung wirkende Ernährung unterstützt. Der Aufbaueffekt von Beinwell und Zinnkraut wieder kommt erst richtig zum Tragen, wenn man sich zugleich einer aufbauenden Ernährung bedient. Man wird also in zeitlicher Anpassung variieren.
Es wurde schon im Band 5 der Reihe „So helfe ich mir selbst" darauf hingewiesen, daß sich die *Ring-Basenkost* für Varianten am besten eignet, da sie nach allen Richtungen hin offen ist *). Über die passenden Varianten wird im vorliegenden Buch im Kapitel über Ernährung berichtet. Dem Leser ist geraten, vor der Inangriffnahme der Teekur sich auch dort zu informieren.
Ein weiterer wichtiger, genaugenommen unerläßlicher Punkt, welcher eine fortdauernde Beschwerdefreiheit erst ermöglicht, ist der gezielte Einsatz der *Bewegungstherapie:* Anfangs nach dem Prinzip „jeden Tag ein Tropfen mehr", bis man in ein konstantes Erhaltungsprogramm mündet. Signal und Maß für den Einsatz der Bewegungstherapie ist der Grad an Beschwerdefreiheit, welchen man durch Heilkräuter und Ernährung erreicht hat. Der Leser wird sich also auch mit dem Kapitel „Bewegungstherapie" beschäftigen.
Auch *Bäder* kann man sinnvoll einbauen. Darüber findet sich ein eigenes Kapitel.
Will man den echten Erfolg, darf man die einzelnen therapeutischen Disziplinen nicht zerreißen. Im Nebeneinander und Miteinander führen sie zu einer dauerhaften Lösung: zu Beschwerdefreiheit bis ins hohe Alter.

DIE TEUFELSKRALLE (HARPAGOPHYTUM PROCUMBENS DC.)

Vorsichtsmaßnahmen

An sich ist die Teufelskralle auch bei längerer Anwendung gut verträglich. Schädliche Nebenwirkungen im Sinne von Vergiftungen sind, wenn man sich an die empfohlenen Dosen hält, nicht zu befürchten.

*) Böhmig, Entschlackungs- und Entgiftungskuren. Seite 105—112.

Doch ist die Teufelskralle auch ein kräftiger Bitterstoffträger. Schwächer als der Enzian in dieser Hinsicht, aber immerhin stärker als das Tausendguldenkraut. Deshalb wird der Tee aus der Teufelskralle von Lesern mit Magenübersäuerung meist nicht gut vertragen, da der Bitterstoff die Magensaftsekretion noch zusätzlich anregt. Ein *bestehendes Magengeschwür* stellt darüberhinaus sogar eine *Gegenanzeige* für den Teufelskrallentee dar. Man kann jedoch in solchen Fällen auf die homöopathischen Darreichungsformen ausweichen. Vorausgesetzt, daß man ein „Harpagophytum-Typ" ist (siehe Seite 47), wirkt die Teufelskralle auch in der Verdünnung; darüber liegen jedenfalls Berichte vor.

Inhaltsstoffe

Die Glykoside Harpagosid, Harpagid und Procumbid werden als hauptverantwortlich für den beweglichkeitsverbessernden und den schmerzstillenden Effekt angesehen. Eine große Anzahl von weiteren Wirkmolekülen — Phytosterine, Flavonoide, Terpene, freie Säuren u.a. — ergänzen und komplettieren. Ein gut aufeinander eingestimmtes Wirkstoffgemisch scheint für den Erfolg maßgeblich zu sein, denn es gibt bei der Teufelskralle materialabhängige Qualitätsunterschiede.

Vorkommen

In Südafrika, vorwiegend in Transvaal, auf „rotem Sandboden".

Verwendete Pflanzenteile

Die knollenartigen Auftreibungen im Verlauf der Wurzeln: Die sogenannten sekundären Speicherwurzeln = Tubera harpagophyti. Nur diese sind wirklich gehaltvoll. Einwandfreies Material stammt nur aus den Knollen, den Tubera.

Ihren furchterregenden Namen hat die südafrikanische Teufelskralle zum Teil wohl von ihrer krallenartig verzweigten Frucht, deren Krallenspitzen wie Enterhaken umgebogen sind. Zum Teil kann es auch an ihrem lateinischen Namen liegen, wenn man diesen im übertragenen Sinn übersetzt.

Wörtlich heißt Harpago-phytum schlicht Enterhaken-Gewächs. Als solches wurde die Pflanze von dem Schweizer Botaniker Augustin Pyramus De Candolle (1778—1841) klassifiziert. Das DC. hinter der lateinischen Bezeichnung der Teufelskralle ist die Abkürzung für De Candolle.

Aber schon der um 200 vor Christus lebende römische Dichter Titus Plautus nennt in seiner „(Geld-)Topfkomödie“ einen teuflisch raffgierigen Menschen, der alles an sich krallen möchte, „Harpago“, und auch der Geizhals in Molières „Avare“, der Topfkomödie nachempfunden, heißt Harpagon. Wie der Schreckenname „Teufelskralle“ auch entstanden sein mag — die arme Pflanze mit ihren heilsamen Wurzelknollen wird ihn wohl für immer behalten.

Es gibt eine Reihe von europäischen Teufelskrallen; das sind die Phyteumaarten aus der Gattung der Glockenblumengewächse, etwa dreißig an der Zahl. Sie sind meist ohne medizinische Bedeutung — aus der Rapunzel-Glockenblume, die auch dazu gehört, wurde früher ein Gurgelwasser zubereitet. Die bekanntesten dieser heimischen Teufelskrallen sind die „Haller'sche“, die „Halbkugelige“, die „Schwarze“ und die „Ährige“. Die weißblühende ährige Teufelskralle ist sogar Nahrungsmittel, die anderen sind mehr Gartenzierpflanzen. Auf keinen Fall darf man sie mit der hier beschriebenen südafrikanischen Teufelskralle verwechseln.

Bei uns hat die südafrikanische Teufelskralle erst seit etwa dreißig Jahren Einzug gefunden. Die Bantu-Neger benutzten sie schon seit langem. Aus den Wurzelknollen bereiteten sie einen Absud und nahmen diesen als allgemeines Kräftigungsmittel zu sich, bei Verdauungsbeschwerden und bei Schmerzzuständen an Gelenken und am Rücken. Der deutsche Farmer G.H. Mehnert griff das auf, und durch ihn wurde die Teufelskralle fast weltweit bekannt. Zweifelsohne wurde die Werbetrommel für die nur aus Südafrika erhältliche Pflanze zu intensiv geführt, so daß es bald zu Versorgungslücken mit wirksamem Material, das überdies schwierig zu ernten ist, kam. Gebietsweise soll die Teufelskralle durch Raubbau nahezu ausgerottet worden sein. Auch soll mit den wirkstoffarmen Hauptwurzelteilen gestreckt worden sein. R. F. Weiss: „Es befinden sich bereits eine ganze Reihe von Harpagophytum-Präparaten im Handel. Nicht alle sind als zuverlässig anzusehen, und manche dienen nur der Laienwerbung.“ Das ist natürlich bedauerlich, denn auf diese Weise kann eine an sich brauchbare Heilpflanze nur in Mißkredit kommen.

Die Unterscheidung zwischen brauchbarem und unbrauchbarem Material wäre einfach, denn wirkstoffreich sind nur die Speicherknollen der Wurzel, die *Tubera.* Auf der Packung müßte also deklariert sein: „Aus Tubera harpagophyti gewonnen“. Seit 1977 kann man — im Labor — überprüfen, ob das stimmt (W. Schier, F. Ch. Czygan). Auch hat, eben um bessere Unterscheidungsmöglichkeiten zu bieten, Prof. Volk schon 1964 vorgeschlagen, das echte Material mit *Tubera* harpagophyti zu bezeichnen. Das hat sich leider nicht voll durchgesetzt. Man findet immer noch auf Packungen die fälschliche und irreführende Bezeichnung *Radix* harpagophyti. Da kann nun gehaltvolles Material von den Tubera drinnen sein, oder auch wirklich nur die gehaltlose Radix, die Hauptwurzel. Und man darf nicht einmal sagen, daß Schwindel vorliegt. Mit solchen Problemen ist die Teufelskralle nun einmal belastet. Aber — es gibt einwandfreies Material. Auch solches mit Garantieerklärung, wie: „*Garantie:* Reine Original-Droge, ohne Beimischung von Streckmitteln. Direkt Import aus Südwest-Afrika." Ein solches Material kann man als verläßlich ansehen. Im übrigen wird sich der interessierte Leser in Zweifelsfragen hinsichtlich Teufelskralle vertrauensvoll an den Apotheker wenden.

Gute Teufelskralle hat drei Hauptwirkungen, wie in einer Reihe von Untersuchungen nachgewiesen werden konnte.

1. Die stoffwechselaktive Wirkung: Erhöhte Cholesterin- und Harnsäurewerte werden bei der kurmäßigen Anwendung gesenkt (H. Hoppe).

2. Die Wirkung als Bitterstoffmittel, als Tonicum amarum: Anregung der Magensaftproduktion und der Beweglichkeit des Magens, Anregung der Galleproduktion, günstiger Einfluß bei diffuser Verdauungsschwäche, besonders, wenn diese mit lästigen Oberbauchblähungen verbunden ist (W. Zimmermann).

Man bezeichnet die Tonica amara auch als Aperitiva. Das sagt nun schon aus, daß man Zubereitungen von solchen Pflanzen vor den Mahlzeiten einnehmen sollte, oder umgekehrt — so ist es richtiger ausgedrückt —, daß man nach ihrer Einnahme etwas essen sollte. Der herausgelockte Magensaft muß mit der Verdauung von Speisen beschäftigt werden, sonst kann es passieren, daß er die eigene Magenschleimhaut in Angriff nimmt. Aus diesem Grund vertragen Menschen, die ohnedies zu übersteigerter Magensäureproduktion neigen, die Stärkeren unter den Tonica amara nicht gut. Die Teufelskralle gehört zu den stärksten.
Man kann das an Hand des sogenannten *Bitterwertes* demonstrieren. Dieser sagt aus, in welcher Verdünnung eine Pflanze für menschliche Gaumen noch bitter schmeckt.

Enzianwurzel 1:20.000
Teufelskralle: 1:6.000
Tausendguldenkraut 1:3.500
Benediktenkraut 1:1.800
Bitterklee 1:1.500

Hinsichtlich ihrer Bitterstoffkonzentration befindet sich die Teufelskralle hinter dem absoluten Spitzenreiter Enzian, aber noch vor dem Tausendguldenkraut. Man kann den bitteren Geschmack des Tees aus der Teufelskralle durch Süßen nicht wirklich überdecken. Ein Versuch wird auch nicht empfohlen: Gesüßter Teufelskrallentee ist vom Magen her meist unverträglicher; und einer der Feinmechanismen der Wirkung, das Auslösen sinnvoller Reflexe von der Mundschleimhaut her, wird durch „süße" Moleküle verwaschen. Man gewöhnt sich überdies sehr schnell an den bitteren Geschmack.

3. Die Wirkungen bei Störungen des Bewegungsapparates, insbesondere bei durch Spondylosen hervorgerufenen Kreuz- und Rückenschmerzen, interessiert im Rahmen dieses Buches am meisten. Die Milderung von Schmerzen am Rücken und die Verbesserung der Beweglichkeit der Wirbelsäule treten bei längerer Anwendung von Teufelskralle — einwandfreies Material vorausgesetzt — recht verläßlich auf. Das ist vielfach untersucht und gut belegt.
Die Wirkungsweise selbst vergleicht R. F. Weiss mit jener der Pyrazolonderivate und des Phenylbutazon.
Das heißt: Die Teufelskralle greift in das den Rücken- oder Gelenksbeschwerden zugrunde liegende Geschehen zwar nicht ursächlich ein — ebensowenig wie die oben erwähnten Pharmazeutika —, doch gelingt etwas sehr Wichtiges: Die entzündlichen Begleiterscheinungen werden gemildert, Verquellungen werden beseitigt, schon bestehende Verklebungen werden gelockert. Diese Verklebungen (Adhäsionen), welche bei Rückenschmerzen eine so große Rolle spielen, werden durch die Teufelskralle in Lösungsbereitschaft gebracht, aber noch nicht gelöst. Lösen muß man sie selber, indem man, sobald es die durch das Mittel bewirkte Beweglichkeitszunahme und die Schmerzfreiheit erlauben, systematisch mit Gymnastik beginnt.
Jetzt erfolgt der Einsatz des unerläßlichen *täglichen Bewegungsprogrammes.* Wer darauf verzichtet, wird immer wieder unter Rückfällen leiden. Und so muß auch immer wieder betont werden: Medikamente oder Heilkräuter zur Linderung von Kreuz- und Rücken-

schmerzen sind stets nur Teil eines therapeutischen Gesamtprogrammes. Jener Teil, der die Möglichkeiten zu weiteren Maßnahmen eröffnet.
Die schmerzlindernde Wirkung der Teufelskralle beruht in erster Linie auf der Beseitigung von entzündeten Gelenken und von Verquellungszuständen im (wirbel-)gelenksnahen Bereich. Darüberhinaus hat sie auch eine direkte schmerzstillende, eine analgetische Wirkung. Diese ist aber gering. Bei akuten Rückenschmerzen, die oft sehr intensiv sein können, wird man mit eigentlichen Schmerzmitteln kombinieren müssen. Die Wahl trifft der Arzt. In den meisten Fällen werden chemisch-synthetische Mittel zu bevorzugen sein, da diese bedeutend ungefährlicher sind als die hochwirksamen pflanzlichen.
Eine oft ausreichende Kombination auf rein pflanzlicher Basis, die auch unschädlich ist:
Teufelskralle + Passionsblume

Die *Passionsblume* (Passiflora incarnata) enthält einen Stoff, das 3-Methyl-Beta-Carbolin, welcher ebenfalls eine geringe direkte schmerzstillende Wirkung aufweist. Diese addiert sich zu jener der Teufelskralle.
Darüber hinaus hat die Passionsblume krampflösende Wirkung: insbesondere Muskelverspannungen werden gelöst. Das ist bei Rückenschmerzen erwünscht. Da die Teufelskralle überhaupt keine krampflösende Wirkung besitzt, wird sie also im Bedarfsfall durch die Passionsblume brauchbar ergänzt:

Teufelskralle:	a) entzündungshemmend	
	b) gering schmerzstillend	Additionseffekt
Passionsblume:	a) gering schmerzstillend	
	b) verspannungslösend	

Von der Passionsblume verwendet man die Urtinktur (Passiflora ∅) *).
Man kann mischen (20—30 Tropfen in den Teufelskrallentee), oder man bevorzugt getrennte Gaben: Teufelskrallentee *vor* den Mahlzeiten, Passionsblume *zwischen* den Mahlzeiten. Dann gibt man die Passionsblumentropfen in 1 Glas warmes Wasser.

---

*) Siehe auch: Böhmig, Schlafstörungen, Streß und Nervosität, Band 2 der Reihe „So helfe ich mir selbst“, Seite 73 ff.

Bei sehr starken Schmerzzuständen wird nun auch diese Kombination nicht ausreichen. Man bedarf der Ergänzung durch ein chemisches Schmerzmittel. Nur braucht man von diesem jetzt weniger, als wenn es — ohne Mithilfe der beiden Pflanzen — auf sich allein gestellt ist. Eines der Beispiele, denen wir im Verlauf dieser Serie schon öfters begegnet sind: für sinnvolle Zusammenarbeit von pflanzlichen und chemischen Heilmitteln, von Phytotherapie und Chemotherapie.

Die Anwendungen der Teufelskralle

300 ml Wasser (etwa 1/3 Liter) werden abends aufgekocht, 1—2 Teelöffel Teufelskralle hinzugegeben. Über Nacht gedeckt ziehen lassen. Am folgenden Tag trinkt man *vor* den Mahlzeiten je 1/3 der abgeseihten Flüssigkeit, auf Trinktemperatur erwärmt oder auch kalt. Nicht süßen!

Dauer einer Kur: 3—6 Wochen.

Es gibt auch eine *homöopathische Urtinktur* (Harpagophytum ∅). Da deren Dosierung „rein individuell" (H. Braun) zu erfolgen hat, wird sich der interessierte Leser an einen homöopathisch orientierten Arzt wenden.

Ferner gibt es homöopathische Potenzen. Tabletten ab D_2 (1:100) und Ampullen ab D_3 (1:1000). Letztere werden vornehmlich dazu benutzt, um erkrankte Gelenke zu umspritzen, wobei kleine Quaddeln in die Haut gesetzt werden. Das kann (und darf) natürlich nur ein Arzt machen. Die Erfolge sind in sehr vielen Fällen überraschend.

Wie alle Mittel der Homöopathie hat auch die Teufelskralle ihre Leitsymptomatik. Damit sind die Symptome gemeint, bei deren Bestehen die Teufelskralle, zumindest in der homöopathischen Anwendung, vorzüglich wirkt.

Die Leitsymptome für die Teufelskralle

(nach A. Beham), sie entsprechen dem „Harpagophytum-Typ".

— Verschlimmerung der Beschwerden bei Bewegung, Verbesserung bei Ruhigstellung, „allerdings wirkt (auch) die Nachtzeit bei einer Reihe von Kranken verschlimmernd".

— Verschlimmerung bei Wetterwechsel, besonders von trockenem zu feuchtem Wetter.

— Schmerzcharakter: Reißend, ziehend bohrend.

Wie man aus dieser Leitsymptomatik ersieht, wird der weitaus häufigste Typ von Rückenschmerzen durch die Teufelskralle erfaßt.

Eine weitere Unterscheidung sagt aus, daß die Teufelskralle am besten wirkt, wenn das Geschehen im Bereich der Lendenwirbelsäule oder im Bereich der Brustwirbelsäule liegt.
Von den Gelenken sprechen die großen am besten an, insbesondere die Hüftgelenke. Rückenbeschwerden und Hüftgelenksbeschwerden treten auch relativ oft kombiniert auf. Für die äußerliche Anwendung gibt es eine Teufelskrallen-Salbe.

Sammeltips
kann man für die Teufelskralle als ausländische Pflanze nicht geben. Daß die heimischen Teufelskrallenarten der südafrikanischen Teufelskralle nicht entsprechen, wurde erwähnt. Sie sind mit dieser nicht einmal näher verwandt. Doch gibt es andere heimische Pflanzen, welche die gleichen Wirkstoffe wie die südafrikanische Teufelskralle aufweisen. So findet man das Harpagosid und das Harpagid auch in der *knotigen Braunwurz* (Scrophularia nodosa), und zwar in deren Kraut. Diese Pflanze, auch Hexenkraut genannt, was nun ebenso zufällig wie — in unserem Zusammenhang — sinnigerweise der „Teufels"-kralle entspricht, gilt als Mittel gegen Hautausschläge, Drüsenschwellungen, auch Hämorrhoiden und Harnverhaltung. Obwohl die knotige Braunwurz in der Volksmedizin schon lange bekannt ist, findet man kaum Angaben über eine Wirkung bei Rücken- oder Gelenksbeschwerden.
Das gleiche gilt für die heimische kleinblütige Königskerze (Verbascum thapsiforme L.). Auch sie enthält der südafrikanischen Teufelskralle vergleichbare Stoffe, doch ist sie in der Volksmedizin hauptsächlich als Hustenmittel bekannt.
Über eine Wirkung dieser beiden heimischen Pflanzen bei Rücken- und Gelenksbeschwerden wird aber aus der Homöopathie berichtet: bei „rheumatische(n) Schmerzen in allen Teilen". Die kleinblütige Königskerze wirkt im speziellen auch bei „krampfartigen Schmerzen in den Muskeln der Hüfte" (J. Mezger). Es werden von diesen vergleichbaren heimischen Pflanzen jeweils die Tiefpotenzen verwendet (D_1—D_3 = 1:10—1:1000).

DER LÖWENZAHN (TARAXACUM OFFICINALE WEBER)

Vorsichtsmaßnahmen
In üblicher Zubereitung ist der Löwenzahn gut verträglich. Nebenwirkungen wie Kopf- und Nackenschmerzen oder Juckreiz treten erst

bei starker Überdosierung auf. Trotz seines Bitterstoffgehaltes wird er auch von magenempfindlichen Menschen relativ gut vertragen. Allenfalls kann man, wie bei der Teufelskralle, auf eine homöopathische Niederpotenz ausweichen.
Der Saft der frischen Stengel ist giftig. Kinder, die zuviel daran kauen, können Leibschmerzen, Erbrechen und Erregungszustände bekommen. Dennoch findet man in volkstümlichen Kräuterbüchern die Empfehlung, frische Löwenzahnstengel zu essen: gegen Schulterblattstechen rechts und gegen Hautjucken. Eine Wirkung soll nicht bestritten werden, jedoch ist Vorsicht am Platze, da man dabei allzu rasch in eine Überdosierung mit Vergiftung schlittern kann.

Inhaltsstoffe
Die Bitterstoffe Taraxin und Taraxicin, Inulin, Cholin, Flavone, Gerbstoffe und eine Reihe anderer Moleküle. Die Inhaltsstoffe in Kraut und Wurzel sind im Verlauf des Jahres verschieden konzentriert. Im Herbst weist die Wurzel den höchsten Inulin-Gehalt auf — bis zu 40%. Deshalb eignet sich die Herbstwurzel so gut für den Löwenzahn*kaffee.*
Für therapeutische Zwecke ist die Frühjahrswurzel besser. Auch das Kraut — es wird in erster Linie die Blattrosette verwendet — wird im Frühjahr, in den Monaten April und Mai, gesammelt.

Vorkommen
Der Löwenzahn stammt aus dem Norden Asiens und Europas und ist erst im Mittelalter in unsere Breiten gelangt. Man findet ihn auch in Nordafrika und in Nordamerika.

Verwendete Pflanzenteile
Das Kraut und die Wurzeln. Gelegentlich auch die Blüten.

Der Name „Löwenzahn“ kommt vom Aussehen seiner Blätter, welche so gelappt sind, daß sie an das Gebiß eines Löwen erinnern. Die Pflanze hat aber auch zahlreiche andere Namen, von denen einige über ihre Eigenschaften als Heilkraut aussagen:

Seichkraut oder Pisskraut: Seichen bedeutet im Volksmund dasselbe wie pissen. Pissen wieder kommt aus dem Französischen, und in Frankreich heißt der Löwenzahn „Pissenlit“, übersetzt soviel wie „Mach ins Bett“. Damit ist die stark entwässernde Wirkung des Löwenzahn gemeint, welche vor allem dann spürbar wird, wenn

Stauungen und/oder Stoffwechselschlacken vorhanden sind, die der Ausscheidung bedürfen. Darüberhinaus sagt der französische Name aus, daß es Folgen haben kann, wenn man am Abend zuviel Löwenzahntee trinkt.

Krätzenblume: Damit wieder ist die Wirkung des Löwenzahns auf die Haut gemeint. Er gilt als einer der besten Hausmittel gegen Krätzen; gegen Ekzeme, Schuppen, Flechten und Ausschläge aller Art, und zwar bei der *innerlichen* Anwendung des Löwenzahns. Diese Wirkung, welche auch von der modernen Pflanzenheilkunde bestätigt wird, beruht in erster Linie auf der hohen Entgiftungspotenz des Löwenzahns. Die Volksmedizin empfiehlt den weißen Milchsaft des Löwenzahns auch äußerlich, gegen Warzen: dreimal täglich auftragen und eintrocken lassen. Nun haben Nachprüfungen ergeben, daß dieser Milchsaft als solcher gar nicht wirkt. Daß es aber in der Praxis dennoch Erfolge gibt, mag damit zusammenhängen, daß sich Warzen eigentümlicherweise suggestiv beeinflussen lassen. Sie verschwinden häufig auch mit Hilfe von Speichel oder Wasser, wenn die Behandlung nur suggestiv genug getönt ist.

Augenmilchkraut oder Augenwurz: Hier ist die Wirkung bei Augen- und Lidrandentzündungen angesprochen. Innerlich, und in der Lotion auch äußerlich. Auch den Gattungsnamen Taraxacum kann man mit „Augenentzündungsheil“ übersetzen.

Hundsblume, Pferdekraut, Kuhblume, Eierblume: Für Tierliebhaber interessant: Geringe Mengen fein zerhackter Löwenzahnwurzeln und -blätter, ins Futter gemischt, wirken auf die Tiere fast wie ein kräftigendes Vitamin. Die Hühner legen mehr und bessere Eier, die Kühe geben mehr Milch, Pferde, Hunde, auch Kaninchen, Schweine usw. wachsen besser und bleiben widerstandsfähiger. Pfarrer Weidinger mischt seit Jahren mit dem Fleischwolf zerkleinerte Wurzeln und Blätter unter das Futter seiner Collies, „und sie gedeihen prächtig“. Je nach Größe des Tieres: Teelöffelmengen genügen. Diese Aufbauwirkung, welche man an Tieren, da diese meist schnell-lebiger sind, besonders gut beobachten kann, gilt auch beim Menschen. Deshalb wird der Löwenzahnwurzel-Tee auch als Yang-aufbereitender Tee für den Sommer empfohlen *). Wenige Hinweise unter den vielen volks-

---

*) Vom 22. Juni bis 6. Juli. Siehe Böhmig, Das große Buch der natürlichen Heilkunde, Seite 62ff.

tümlichen Namen des Löwenzahns findet man auf einer seiner vordergründigen Wirkungen: die Förderung der Galleproduktion in den Leberzellen. Das aber konnte man messen. Entsprechend gereinigter Löwenzahnwurzelextrakt, in die Vene gespritzt, verdoppelt die Gallebildung, der Extrakt der Blätter vervierfacht diese sogar (J. Mezger). Gallestauungen können so beseitigt werden. Dadurch ergibt sich schon eine indirekte Wirkung auf Rückenschmerzen. Die bei Galle- und Lebergeschehen so häufigen Schmerzen zwischen den Schulterblättern lassen nach. Die direkte Wirkung des Löwenzahns bei Rückenschmerzen und Bandscheibenleiden beruht auf zwei Angriffspunkten:

1. *Auf dem antidyskratischen Effekt.* Damit ist der zellstoffwechselfördernde, „säftereinigende" Effekt gemeint. Der Saftumtausch wird erleichtert, störende Schlacken werden zur Ausscheidung gebracht, neues Material kann besser eingebaut werden. Davon profitieren auch die Bandscheiben. Diese können ja wie ein Schwamm Flüssigkeit aufnehmen, müssen diese aber, wenn sie unter Druck sind, auch halten können — im Unterschied zum Schwamm, der auf entsprechenden Druck wieder ausrinnen würde. Dieser etwas komplizierte, aber sinnvolle Mechanismus, welcher auf einem Zusammenspiel von passivem und aktivem Flüssigkeitsaustausch beruht, macht die Bandscheibe zu dem, was sie sein soll: zu einem guten Stoßdämpfer.

Nach entsprechend harten Stürzen aber ist dieses System überlastet. Zunächst verspürt man oft keine besonderen Schmerzen, aber die „geschockte" Bandscheibe saugt und saugt, bis sie am nächsten oder übernächsten Tag richtig angequollen ist. Hier zeigt sich nun, wie man mit Löwenzahn in Akutfällen — quasi vorbeugend — eingreifen kann: Nach einem Sturz von der Art, daß man annehmen muß: „morgen wird es ordentlich weh tun", greift man gleich zum Löwenzahn und verhindert so das Ärgste. Die Umgebung der Bandscheibe wird sozusagen entsaftet, das Erst-Ödem (Wasseransammlung im Gewebe) wird gemindert, der Flüssigkeitshaushalt der Bandscheibe schießt nicht übers Ziel.

Diese vorbeugende Wirkung des Löwenzahns in Akutfällen sagt aber auch, daß er in keiner Notfalls-Hausapotheke fehlen sollte, denn man muß ihn gleich zur Hand haben. Zumindest der Reiter, der gelegentlich vom Pferd stürtzt, sollte daran denken, wie jeder Leser mit vergleichbarer beruflicher oder sportlicher Tätigkeit. Probatum est — es hat sich bewährt: nach verdächtigen Stürzen Löwenzahntee und/oder Saft. Doppelte Dosis (als bei der Kur).

2. Während die prompt und stark genug einsetzende *antidyskratische Wirkung* des Löwenzahns diesen auch für Akutfälle geeignet macht, kommt seine zweite Wirkung, die *bindegewebs-antirheumatische,* erst bei der kurmäßigen Anwendung zum Tragen. In Wirklichkeit sind ja beide Wirkungen eng miteinander verzahnt. Durch die allmähliche Ausschwemmung kommt es zur Klärung bindegewebiger Strukturen. Dazu kommt ein entzündungshemmender Effekt, weniger deutlich wie bei der Teufelskralle, aber meist ausreichend.
Es wurde schon erwähnt, daß die Teufelskralle mehr auf den unteren und mittleren Rückenbereich wirkt. Bevorzugte Angriffspunkte des Löwenzahns dagegen sind der mittlere und der obere Bereich: Schulterblätter, Schultern, Nacken; vom Nacken ausstrahlende Beschwerden in den Hinterkopf. Also dort, wo fast jeder sitzende Handarbeiter sein Leiden hat: Strickende, Stickende, Häkelnde, Nähende, Maschinschreibende usw. Für sie sollte die regelmäßige Löwenzahnkur zur Gewohnheit werden. Für eine solche Kur werden meist Frühjahr und Frühsommer empfohlen. Nicht nur vom Volksmund. Die „Frühlings-Stoffwechselkur" (R. F. Weiss) mit Löwenzahn wird auch von der modernen Pflanzenheilkunde als besonders wirksam bezeichnet.
Natürlich wird man mit Löwenzahn auch zu den anderen Jahreszeiten zufrieden sein — er entfaltet ja seine Wirksamkeit auf Grund klarer Wirkstoffverhältnisse. Die Frühjahrs- bzw. Frühsommerkur sollte jedoch bei niemandem fehlen, der einigermaßen anfällig ist, und das ist jeder sitzende Berufstätige. Es gibt, je nach den Bedürfnissen, zahlreiche Varianten: Löwenzahn kann für sich allein genommen werden, aber auch in Kombination mit anderen Kräutern.

Einige Beispiele für Kombinationen
a. Löwenzahnwurzel mit Kraut (Radix taraxaci cum herba),
Brennesselblätter (Folia urticae), Birkenblätter (Folia betulae).
Zu gleichen Teilen gemischt.
Bei dieser Kombination ist die entwässernde Wirkung gemildert.
Zur Löwenzahnwirkung kommt die der Brennessel: Förderung der sezernierenden Zellen (Leber, Bauchspeicheldrüse, Darm), ihre rhythmusregulierende Wirkung; und die der Birke: Infektabwehr.

> 2 Teelöffel der Mischung mit 1/4 Liter siedendem Wasser überbrühen, 10 Minuten ziehen lassen, abseihen.
> 3 x1 Tasse während der Kur.

b. Löwenzahnwurzel mit Kraut (Radix taraxaci cum herba)
Spitzwegerichblätter (Folia plantaginis lanceolatae)
Brombeerblätter (Folia rubi fruticosi)
Zu gleichen Teilen gemischt.
Hier wieder kommt zusätzlich die bekannte Spitzwegerichwirkung zum Tragen: Bronchitis, „Schwäche auf den Lungen" ganz allgemein, wie sie ja von den Betroffenen gerade im Frühjahr oft deutlich verspürt wird, mit quälendem Hustenreiz. Spitzwegerich ist aber nicht nur eines der großen Hustenmittel der Pflanzenheilkunde, er besitzt sogar eine nachgewiesene antibiotische Wirkung. Das erklärt seinen guten, notwendige allopathische Maßnahmen der akademischen Medizin unterstützenden Effekt bei fieberhaften Lungen- und Bronchialleiden *).
Die Brombeerblätter entwickeln, ähnlich wie die Birkenblätter, eine Schutzwirkung gegen allfällige Infektionen. Darüberhinaus ist ihnen eine spezielle Schutzwirkung für die Schleimhäute eigen, die bei Neigung zu Zahnfleischbluten im Frühjahr sehr erwünscht sein kann.

> 1—2 Teelöffel des Gemisches mit 1/4 Liter siedendem Wasser überbrühen, 10 Minuten ziehen lassen, abseihen.
> 3 x 1 Tasse während der Kur.

c. Bewährt hat sich und einfach zu verwenden ist die Kombination mit Melisse, einer Pflanze, die sich zum Löwenzahn verhält wie die Frau zum Mann: Grundsätzlich anders, aber hervorragend ergänzend.
Man läßt sich das Gemisch in der Apotheke zubereiten:
Extractum taraxaci 30,0
Aqua melissae 300,0

Davon nimmt man dreimal täglich einen Eßlöffel *nach* den Mahlzeiten. Dieses Gemisch ist besonders geeignet für Menschen, bei denen sich die Frühjahrsmüdigkeit auch auf die Psyche schlägt, im Sinne einer Empfindlichkeitssteigerung. Für jene also, die dann mehr Mimose sind als sonst. Und für jene, die darunter leiden, daß sie in dieser Jahreszeit ihr Arbeitspensum nicht schaffen.

---

*) Durch seine antibiotische Wirkung ist der Spitzwegerich selbst ein Allopathicum, ein „Gegenmittel".

Zusätzlich schützt die Melisse vor zu langen Rekonvalenszenzen *nach* Erkältungen und Infektionskrankheiten. Hier gilt sie ja als eines der besten Mittel zum Wiedergewinn von Kraft und Tonus.

d. Die Kombination mit der Teufelskralle. Es wird der gesamte Rücken günstig beeinflußt. So praktiziert es der Verfasser selbst:

1—2 Eßlöffel Löwenzahnsaft zum Frühstück
und je ein Viertelliter Teufelskrallentee, kalt in kleinen Schlucken, vor dem Mittag- und Abendessen.

Die Anwendungen von Löwenzahn

Der Tee: 1—2 Teelöffel einer Mischung von Löwenzahnwurzel und Löwenzahnkraut werden in einem Viertelliter Wasser kalt angesetzt, zum Sieden erhitzt, eventuell eine Minute kochen lassen. Vom Herd nehmen und 10 Minuten ziehen lassen. Abseihen. Ungesüßt in kleinen Schlucken trinken.

Es gibt auch einen Pulvertee, der neben Löwenzahn Minze und Johanniskraut enthält. Man löst einen Teelöffel des Pulvers in einem Glas warmen Wasser. In Schlucken vor oder zu den Mahlzeiten.

Der Frischpflanzen-Preßsaft: Es sind mehrere hochwertige Produkte im Handel. Will man den Saft selbst herstellen, muß man wirklich erntefrisches und gut gereinigtes Material (die Blätter) verwenden. Diese werden gut zerstampft und durch ein sauberes Tuch passiert. Es gibt für diesen Zweck auch moderne Küchengeräte: Obst- oder Pflanzenpressen.
3 x 1 Eßlöffel, zu den Mahlzeiten. Verdünnt in Wasser oder Molke, auch unverdünnt.
Weiters gibt es einen *Extrakt* (Extractum taraxaci); 5—15 Tropfen auf 1 Glas Wasser.

Auch in der *Homöopathie* wird Löwenzahn gerne verwendet.
Die *Leitsymptome* (in Hinblick auf Rückenschmerzen): Stechende oder dumpfziehende rheumaähnliche Schmerzen, welche nur im Sitzen auf-

treten, während sie nach ausreichender Bewegung wieder verschwinden. Also auch hier ist die deutliche Beziehung zum *Rückenschmerztyp des Sitzberufes* zum Ausdruck gebracht.
Verwendet werden in der Homöopathie die Urtinktur (Taraxacum ∅), sowie die Potenzen D_1 bis D_4 (1:10 bis 1:10.000). Weiters Ampullen, mit denen *der Arzt* beidseits entlang der Wirbelsäule Quaddeln setzen kann. Der Erfolg ist oft genug erfreulich bis überraschend.
Selbstverständlich sollte man auch ausgiebig vom *Löwenzahnsalat,* den man im Frühjahr selbst ernten kann, Gebrauch machen. Auch der Löwenzahn*kaffee,* meist aus der Herbstwurzel gewonnen und im Handel erhältlich, sollte wieder vermehrt zu Ehren kommen. Feinschmecker schätzen ihn nicht nur aus gesundheitlichen Gründen.

Sammeltips
Selbstverständlich kann man Löwenzahn auch selbst sammeln. Für Heilzwecke im April und Mai, für Röstkaffeezwecke im Spätherbst. Mit einem eigenen Wurzelstecher wird die Pflanze aus dem Boden gehoben. Das Verfahren ist umständlich und bedarf einiger Übung. Die Wurzeln werden gut gereinigt, gewaschen. Dann werden sie der Länge nach gespalten und zum Trocknen aufgehängt, meist mitsamt der Blattrosette. Der Ort zum Trocknen soll luftig sein, damit der Trocknungsprozeß rasch vor sich geht und sich keine Schimmelpilze ansetzen können.
Die besonders saftreiche Herbstwurzel für den Kaffee wird man überhaupt im Backofen — bei 50^0 Hitze — trocknen. Anschließend fein zerschneiden und bei mittlerer Hitze rösten. Luftdicht aufbewahren und bei Bedarf zermahlen — wie echten Bohnenkaffee. Auch die weitere Zubereitung ist völlig der des Bohnenkaffees entsprechend: Filter, Espresso, türkisch, wie jeder will. Die belebende Wirkung dieses „koffeinfreien" Kaffees wird so manchen überzeugen.

DER BEINWELL (SYMPHYTUM OFFICINALE L.)

Vorsichtsmaßnahmen
Dosen einhalten! Teekuren nicht zu lange ausdehnen! 4 Wochen, ev. zweimal im Jahr reichen aus. Mehr ist nicht sinnvoll. Bei bestehender Lebererkrankung wird Beinwell nicht gut vertragen. Auch hier kann man auf eine homöopathische Niederpotenz ausweichen.

Inhaltsstoffe
Ein Hauptstoff ist das Allantoin, ein Purin-Abkömmling, welcher in mehreren Pflanzen vorkommt, aber nirgends so konzentriert wie im Beinwell. Denselben Stoff enthalten Fliegenmaden. So unappettlich es klingt: Mit Fliegenmaden hat der amerikanische Arzt M. Robinson aufsehenerregende Heilungen von chronischen Knocheneiterungen erzielt. Erst später entdeckte man, daß man mit dem angenehmeren Beinwell denselben Effekt erzielen kann.
Das Allantoin für sich allein wirkt nicht so gut. Es bedarf der weiteren Inhaltsstoffe des Beinwells: Des Consolidins und des Symphyto-Cynoglossins als unterstützende Wirkstoffe. Ferner sind im Beinwell Asparagin, Cholin, Harze, Gerb- und Schleimstoffe enthalten, welche alle für die Gesamtwirkung mehr oder weniger von Bedeutung sind. Der Beinwell ist eine der vielen Pflanzen, bei denen die isolierten Einzelsubstanzen weniger bewirken als das unzerteilte Gemisch aller seiner Inhaltsstoffe.

Vorkommen
In Ufer- und Sumpfgebieten in mittleren Breiten weltweit.

Verwendete Pflanzenteile
Der Wurzelstock, auch das Kraut.

Die verschiedenen volkstümlichen Namen des Beinwells: Beinbruchwurzel, Beinheil, Heilwurzel, Wallwurzel sagen sehr deutlich über sein bevorzugtes Anwendungsgebiet aus. Alles, was mit Gebein, mit Knochen zu tun hat, der Knochen selbst, die Gelenke und die Bänder werden günstig beeinflußt. „Wallen" ist ein mittelhochdeutsches Wort und bedeutet „Heilen", „Heil bewirken". Ebenso wie eine Wallfahrt eine heilsame Fahrt und ein Wallfahrtsort ein heilbringender Ort sein soll, bringt die Wallwurz heilsame Vorteile, im speziellen dem Knochen. Deshalb: Beinwell = Beinheil.
Auch der Gattungsname Symphytum weist auf eine Grundeigenschaft des Beinwells hin: „Symphein" heißt zusammenfügen, und bei Knochenbrüchen gilt Beinwell als eines der großen pflanzlichen Mittel für Beschleunigung der Kallusbildung nach Verletzungen am Knochen ebenso wie für das Wiederverfestigen von Bändern nach Zerrungen. Auch der Name Consolida, der dem Beinwell von der heiligen Hildegard von Bingen (1099—1179, Verfasserin der „Physika") verliehen wurde, weist in die gleiche Richtung.

Beinwell ist also in erster Linie ein Wiederaufbaumittel. Man verwendet ihn als Hilfe beim „Konsolidieren“, beim Stabilisieren von bereits Erreichtem: wenn die akuten Rücken- und Bandscheibenbeschwerden abgeklungen sind und es also nur darum geht, die Substanz zu verbessern, Bandscheiben, Bandapparat und Wirbelknochen zu stärken. So wird der Beinwell meist *anschließend* an eine Kur mit Teufelskralle und/oder Löwenzahn zur Anwendung kommen. Das ist zielführender — auch die Praxis hat es gezeigt —, als die Kräuter gleichzeitig zu geben. Nicht nur, daß der Organismus bei einem Zuviel an gleichzeitigen Informationen überfordert ist; es gibt noch eine andere Überlegung: sie betrifft das richtige Zusammenspiel von Ernährung und Pflanze. Während der Einnahme von Löwenzahn und/oder Teufelskralle ist eine Ernährungsform mit Betonung auf *Entschlackung* sinnvoll, während der Einnahme von Beinwell und/oder Zinnkraut (Seite 59ff) dagegen sollte die Betonung auf *Aufbau* liegen. Man synchronisiert also zweckmäßig Heilpflanze mit Ernährung, paßt beide aneinander an.

Die aufbauende Wirkung von Beinwell kommt naturgemäß älteren Menschen sehr zugute. Dann, wenn der Gewebsabbau, auch am Knochen, langsam, aber sicher einzutreten beginnt. Diesem Abbau wirkt Beinwell entgegen: Knochen, Bandscheibe und Bänder werden vermehrt zum Einbau von frischem Material angeregt. Es ist aber auch hier notwendig, daß man dieses Material zuführt: durch eine dem Alter angepaßte, also nicht belastende, aber hochwertige Ernährung. Dann erst kommt die anregende Wirkung des Beinwells zur Geltung, dann erst kann man von ihm mit Fug und Recht von einer Art „Altersbremse“ sprechen. Der Beinwell ist in jeder Hinsicht eine auffallend „komplette“ Pflanze.

Nicht nur, daß man mit der unzerteilten Summe der Wirkstoffe die besten Erfolge erzielt, auch die verschiedenen Randwirkungen sind gut aufeinander eingestimmt.

Soll Gewebe aufgebaut werden, dann ist eine Durchblutungssteigerung in der Umgebung zweckmäßig. Eine solche Wirkung ist vom Beinwell nachgewiesen. Störende Blutergüsse z.B werden schnell aufgesaugt, es kommt zum Einsprossen neuer Kapillaren, der wichtigen kleinsten Blutgefäße; das gestörte Gewebe wird mit mehr Sauerstoff versorgt, und es wird mehr Material zum Einbau herbeitransportiert. Aber auch toxische Stoffe werden durch Beinwell in Lösungsbereitschaft gebracht. So konnte man bei der Alkohol- oder der Nikotinvergiftung von Nerven eine beschleunigte Reinigung mit Hilfe von Beinwell beob-

achten. Als zellstoffreinigendes — antidyskratisches — Mittel kann man Beinwell deshalb nicht bezeichnen, weil der reinigende Effekt nur auf bestimmte Gewebe wirkt, wenn auch auf jene, welche uns im Rahmen dieses Buches besonders interessieren: Knochen, Bänder, Nerven. In dieser Hinsicht wird Beinwell gerne mit Arnika verglichen. Beinwell „ist für Knochen, Periost (Beinhaut) und derbe Nerven- und Fasergewebe, was Arnika für Weichteile ist" (Allen).
Auch darf eine interessante Wirkung von Beinwell nicht unerwähnt bleiben: die auf die Paradentose, den Zahnfleischschwund. Hier „scheint er eine wohl zu beobachtende Arznei zu sein", schreibt Julius Mezger. Wenn man nun überlegt, daß über den Umweg Paradentose und Herdgeschehen so manche Rückenschmerzen entstehen, fällt wohl auf, an wie vielen Schwach- und Entstehungspunkten ein und desselben Krankheitsgeschehens ein und dieselbe Pflanze eingreifen kann.

Die Anwendungen von Beinwell

Der Tee: 1—2 Teelöffel Beinwellwurzel werden mit einem Viertelliter Wasser kalt angesetzt, zum Sieden erhitzt, vom Herd genommen und 10 Minuten ausgezogen. Auch das Überbrühen mit siedendem Wasser wird empfohlen. In diesem Fall läßt man 15—20 Minuten ziehen.
2—3 Tassen täglich. Länger als 4 Wochen sollte eine Teekur mit Beinwell nicht dauern.

Die Tinktur entspricht der homöopathischen Urtinktur Symphytum ∅. Sie dient meist als Mundspülmittel gegen Paradentose: 20 Tropfen auf ein halbes Glas Wasser.
Auch als Einreibungs- und Umschlagmittel wird die Tinktur gerne verwendet, 1:10 mit Wasser verdünnt.
Es gibt eine eigene, speziell für die äußere Anwendung gedachte Tinktur: Symphytum ad usum externum.
Für den inneren Gebrauch werden Niederpotenzen in Tablettenform und als Tropfen hergestellt (D_2—D_6); auch Ampullen gibt es. Das Anwendungsgebiet ist in der Homöopathie gleich wie in der Pflanzenheilkunde: Intensivierung des Aufbaues, besonders von Knochen, Bändern und Nervengewebe. Als besondere Indikation werden Venen-

entzündungen erwähnt. Häufigste Darreichungsform: D_4 — Tropfen, 3 x 10.
Es gibt eine Reihe von beinwellhältigen Salben. Auch ein aus der Wurzel hergestellter Pflanzenbrei ist im Handel. Dieser wird von Mezger als „ein sehr zweckmäßiges und erfolgreiches Umschlagmittel gegen Verletzungen des Knochens und der Knochenhaut, Arthrosen sowie bei Distorsionen der Gelenke" bezeichnet.

Sammeltips
Den besten Allantoin-Gehalt hat die Frühjahrswurzel. Man gräbt sie vor der Blüte, welche im Mai beginnt und bis zum September dauert, mit Schaufel und Harke aus. Die gereinigte Wurzel wird der Länge nach gespalten und an einem luftigem Ort bei guter Temperatur schnell getrocknet.
Dem Selbstsammeln sind insofern Grenzen gesetzt, da die Beinwellwurzel leicht Schimmel ansetzt und dabei durch Zersetzungsvorgänge ihren Gehalt verliert.

DAS ZINNKRAUT (EQUISETUM ARVENSE L.)

Vorsichtsmaßnahmen
Das Zinnkraut gilt als ausgesprochen nebenwirkungsfreie Heilpflanze. Dosen und Kurdauer sollten dennoch eingehalten werden. Vorsicht ist beim Selbstsammeln am Platze: Es gibt giftige Schachtelhalmarten, mit denen das Zinnkraut (Ackerschachtelhalm) verwechselt werden kann. Pilzbehaftetes Material kann giftig sein.

Inhaltsstoffe
Das Equisetonin, Flavonglykoside, Gerbstoffe und Bitterstoffe stellen einen gut aufeinander eingespielten Wirkkomplex dar, welcher allerdings auch empfindlich ist. Ein an sich harmloser Pilz verwandelt das Equisetonin nur geringfügig in Equisetin. Dadurch wird das Zinnkraut unwirksam, teilweise sogar giftig. Man sollte also nur einwandfreies Material — am besten aus der Apotheke — verwenden. Das Zinnkraut ist aber auch die Pflanze mit dem höchsten Kieselsäuregehalt, 6% im Durchschnitt, von denen 1/10· als lösliche Kieselsäure in der Tee-Zubereitung aufscheint. Die allgemeine Aufbauwirkung des Zinnkrautes wird zum guten Teil auf diesen beachtlichen Kieselsäurewert zurückgeführt.

Vorkommen
Auf Wiesen und Äckern weit verbreitet. Bevorzugte Standorte sind Ödland und trockene, verwilderte Plätze. Bis auf Australien und Neuseeland findet man Zinnkraut überall.

Verwendete Pflanzenteile
Das Kraut.

Die verschiedenen volkstümlichen Namen des Zinnkrautes beziehen sich in erster Linie auf seine Anwendbarkeit im Haushalt oder auf sein Aussehen.
Zinnkraut, Fegekraut, Scheuergras, Kannenkraut: Vor der Erfindung chemischer Putzmittel benutzte man die stark kieselsäurehaltige Pflanze zum Putzen von Kannen und Geschirr, welche ja vorwiegend aus Zinn gefertigt waren. Die zweite Hauptbezeichnung ist auch im lateinischen „Equisetum arvense“ enthalten: „Pferdeschwanz am Acker“. Roßschwanz, Katzenschwanz, Ackerschaft, Ackerschachtelhalm sind Namen, die ähnlich klingen.
Auf die Wirkung als Heilpflanze weist keiner der bekannten Namen hin, obwohl das Zinnkraut seit dem Altertum als solche bekannt ist. Vor 2000 Jahren lobte man seine blutstillende Wirkung, im Mittelalter wurde der günstige Effekt bei Rheuma, Gicht, Husten und Ruhr hervorgehoben, und die moderne Pflanzenheilkunde betont seine stoffwechselanregende Wirkung. „Vor allem wird die Resistenz (Widerstandskraft) des Bindegewebes gesteigert“, schreibt R. F. Weiss.
Das Bindegewebe spielt bei Rückenschmerzen, überhaupt bei allen rheumatischen Geschehen, eine wichtige Rolle. Das erklärt die Wirkung des Zinnkrautes bei diesen Beschwerden. Im Rahmen der Resistenzsteigerung kommt es, je nach Erfordernis, auch zu einem vermehrten Um- und Aufbau im Bindegewebe. Dementsprechend der Grad der Wasserausscheidung, welche manchmal intensiv sein kann, manchmal kaum spürbar. Man hat in Tierversuchen Steigerungen der Harnausscheidung bis zu 68% gefunden, wenn Zinnkraut unter das Futter gemischt war; in anderen, scheinbar gleichgelagerten Fällen war überhaupt keine Steigerung der Harnausscheidung registrierbar. Auch die Erfahrungen am kranken und gesunden Menschen geben in dieser Hinsicht ein widerspruchsvolles Bild. Offenbar wirkt das Zinnkraut selektiv. Nicht über direkte Anregung der Harnproduktion in den Nierenzellen oder über eine Hemmung der Rückresorption von Flüssigkeit aus den Nierenkanälchen, sondern vielmehr durch das Lösen von Schlackenstoffen im Bindegewebe. Diese selbst veranlassen die

Niere zu einer mehr oder auch weniger gesteigerten Harnproduktion. Soviel eben gerade sinnvoll ist. Diese bemerkenswerte Eigenschaft mancher Heilkräuter, an der rationellsten Stelle des Krankheitsgeschehens einzugreifen — ähnlich, wie hier beschrieben, wirken Brennessel, Löwenzahn und Birkenblätter — erklärt auch eine ihrer vorteilhaften Eigenschaften: Wenig an unerfreulichen Nebenwirkungen bei im Bedarfsfall doch guter, oft genug ausreichender Wirkung.

Es wird hervorgehoben, daß das Zinnkraut in jenen Fällen auffallend gut wirkt, wenn am Rücken oder über den Gelenken teigige Schwellungen bestehen. Diese sind besonders im Kreuzbereich und am Nacken oft sichtbar vorhanden, stellen zum guten Teil Speicherflüssigkeit dar und halten Schlackenstoffe zurück. Ähnlich wie die bekannte Orangenhaut an Hüften und Oberschenkeln. Und für diese gilt das Zinnkraut — innerlich und äußerlich — längst als Geheimtip.

Ein interessantes Ergebnis wird von den beiden Forschern R. Piekos und S. Palslawska angegeben: Wenn man während der Teezubereitung eine kleine Menge Zucker hinzufügt (es genügt eine Prise), wird die Kieselsäure aus dem Kraut besser in die lösliche Form übergeführt und scheint so vermehrt im Getränk auf. Wir werden also die übliche Regel, die Teezubereitungen nicht zu zuckern, beim Zinnkraut durchbrechen. Die notwendigen Mengen sind auch so gering, daß der Tee deswegen noch lange nicht süß schmeckt und die Geschmackspapillen über die eigentliche Zusammensetzung der Zinnkraut-Zubereitung täuschen könnte.

Von der Kieselsäure, welche dann im Getränk in der Form ihres Oxydes vorliegt (SiO_2, vergleiche: Kohlensäure CO_2) nimmt man an, daß sie die „natürlichen Heilungsvorgänge" (H. Braun) unterstützt, insbesondere bei spezifischen Infektionskrankheiten, wie bei der Tuberkulose. Eine bei dieser Erkrankung früher sehr häufig verordnete Mischung war

Der KOBERT-KÜHN'sche KIESELTEE

Herba equiseti (Zinnkraut)

Herba galeopsidis (Hohlzahnkraut)

Herba polygoni (Vogelknöterichkraut)

zu gleichen Teilen.

2 Teelöffel vom Gemisch mit einem Viertelliter siedendem Wasser überbrühen, eine Prise Zucker hinzufügen, 10 Minuten ziehen lassen, abseihen, in kleinen Schlucken trinken.

2 x täglich, als Kur von etwa 4 Wochen Dauer.

Auch der *Hohlzahn* (Galeopsis segetum Necker) und der *Vogelknöterich* (Polygonum aviculare L.) sind Pflanzen, bei denen in erster Linie der Kieselsäuregehalt auffällt. Der Hohlzahn ist ein recht brauchbares Mittel gegen Krampfhusten, der Vogelknöterich regt den Stoffwechsel an und beschleunigt die Ausheilung schlecht heilender Wunden. Kneipp liebte ihn sehr: „. . . ein Kräutlein ganz unbeachtet . . . wirkt reinigend nach innen."
Die unterstützende Wirkung dieser Teemischung bei der früher häufigen Lungentuberkulose war „bescheiden", wie es heißt, aber doch merkbar. Der Wirkmechanismus ist im Detail nicht geklärt. Sicher weiß man nur, daß die Tuberkelbazillen selbst durch den Tee nicht angegriffen werden. Im Vordergrund steht wohl die allgemeine Erhöhung der Widerstandskraft des Körpers und im besonderen die seines Bindegewebes. So können wir diese Mischung bei den heute so häufigen Rückenbeschwerden empfehlen: zur Festigung von Binde- und Stützgewebe.

Die Bedeutung der Kieselsäure
Diese bzw. die des die Kieselsäure bildenden Siliciums für den menschlichen Organismus ist nicht ganz geklärt. Sie scheint, so Mezger, für das Bindegewebe das zu sein, was das Eisen für die Blutkörperchen, der Phosphor für die Nerven und das Calzium für die Knochen sind: wesentlicher Bestandteil also sowohl der Form als auch der Funktion nach. So gesehen könnte es sein, daß manche Formen von Rückenschmerzen auf einer Art Silicium-Mangel beruhen, ebenso wie es einen Eisenmangel gibt — mit Eisenmangel-Anämie als Folge. Dann würde ein Teil der Wirkung des Zinnkrautes in der Beseitigung eines Mangelzustandes liegen, als Aufbauwirkung durch Auffüllen.
Auffallend ist, daß vorwiegend solche Körpergewebe Kieselsäure annehmen, welche die geringste Blut- oder Saft-Verbindung mit dem übrigen Organismus besitzen: Bindegewebe, Haare, Nägel, aber auch Narben. Je unorganischer ein Gewebe, desto mehr Kieselsäure braucht es.
Ernähren müssen wir aber auch unsere unorganischen Strukturen. Sonst brechen sie, wie die Fingernägel, ab, oder sie reißen wie die feinen Bänderfasern am Rücken aus.
In unserer Nahrung ist gewöhnlich wenig Kieselsäure enthalten. Selbst wenn der Boden siliciumreich ist, wird der Stoff von den meisten Pflanzen kaum angenommen. Es gibt Ausnahmen: Geringe Mengen von Kieselsäure befinden sich in den Quer- und Schlauch-

zellen der Fruchthaut der Körner. Bei der Feinmehl-Herstellung wird diese Fruchthaut allerdings entfernt; mit ein Grund, Vollkornprodukte zu bevorzugen. Größere Mengen an Kieselsäure befinden sich in den Vorfahren unserer Körner, in den Gräsern und deren Samen. Vor zwanzigtausend Jahren, als es noch keine Körner gab, waren diese Samen Nahrungsmittel unserer Ahnen. Jene ernährten sich also sicher siliciumreicher als wir.

Ein Korn, welches sich von den Gräsersamen noch nicht so weit entfernt hat, ist der Hafer. Dieses junge und damit noch nicht so verbildete Korn käme als Siliciumspender sehr in Betracht. Wirklich gehaltvoll ist allerdings nur die Spelze, die heute maschinell entfernt wird.

Im Mittelalter, als es noch keine Maschinen gab, mußte man die Spelze aussieben, und das gelang natürlich bei weitem nicht „perfekt". So blieben kleine Spelzenteilchen immer noch in der Mahlzeit und wurden mit dem Haferbrei oder der Hafertalke mitgegessen. Die Hafertalke, seinerzeit tägliches Brot der Kärntner, nach einem besonders wertschonenden Rezept zubereitet *), soll, wie in Sprichworten verewigt ist, hauptverantwortlich dafür gewesen sein, daß die Kärntner Burschen berühmte Rangler (Sport-Raufer) vor dem Herrn waren, ohne daß sie sich dabei Rückenschmerzen zuzogen. Man könnte also auch heute seinen Kieselsäure-Bedarf aus Hafer decken. Nur darf man die Spelze nicht gar zu sauber entfernen.

Auch die Asiaten hatten und haben Probleme mit ihren Rücken — man denke nur an die monotone gebückte Arbeit auf den Reisfeldern. Sie kamen aber bald dahinter, daß die knotennahen Teile vom Bambusrohr, innerlich angewandt, helfen. Außer beachtlichen Mengen von Kieselsäure ist hier aber nichts Auffallendes enthalten. Also wird die Ursache der heilsamen Wirkung wohl in diesem Gehalt zu suchen sein.

Gräsersamen, Haferspelze, bestimmte Bambusrohrteile — sonst gibt es kaum etwas mit großem Kieselsäuregehalt, von gewissen Mineralwässern nun einmal abgesehen.

Außer einigen wahren Spezialisten in dieser Hinsicht: die *Kieselalgen,* welche sowohl im Süß- wie auch im Salzwasser vorkommen, und die Equisetaceae, die *Schachtelhalme,* wie das Zinnkraut. Die Kieselalgen stellen das Urnahrungsmittel in den Gewässern dar. Sie werden

---

*) Siehe Böhmig, Entschlackungs- und Entgiftungskuren, Band 5 der Reihe „So helfe ich mir selbst", Seite 83—87.

von kleinen Wassertieren verzehrt; diese dienen den kleinen und größeren Fischen, welche selbst dann von noch größeren gefressen werden, als Nahrung.
Das Zinnkraut ist Heilmittel. Vielleicht ist es erst eines geworden. Es mag sein, daß der Urmensch auf seinen Streifzügen an den Sommertrieben des Zinnkrautes geknabbert hat, weil er instinktiv verspürt hat, daß er einer Kieselsäure-Auffrischung bedarf, es also fast wie ein Nahrungsmittel benutzte. Da es bis auf Australien und Neuseeland überall zu finden ist, wo Menschen einigermaßen wirtlich hausen können, macht es sich schon verdächtig, daß es als mögliche Nahrung nicht übersehen wurde: und zwar in kleinen, aber wirksamen Dosen, wie etwa die grünen Tannenspitzen *).
Widerstandsfähig genug ist es auch. So ist es dem Menschen, trotz eifrigen Bemühens, nicht gelungen, es aus seinen Kulturlandschaften zu verbannen. Keine Pflugschar geht so tief wie der Wurzelstamm des Zinnkrautes. Und auch zerrissene und zerschnittene Teile des Stammes sterben nicht ab, sondern wachsen zu neuem Zinnkraut weiter. Ein in vieler Hinsicht beachtliches Kraut.

Die Anwendungen des Zinnkrautes

Der Tee: 1—2 Teelöffel mit einem Viertelliter siedendem Wasser überbrühen. Eine Prise Zucker hinzufügen, um die Lösungsbereitschaft der Kieselsäure zu erleichtern, umrühren und 10 Minuten ziehen lassen.
Etwa 3 Tassen täglich. Eine Kur dauert 3—6 Wochen.

Der Kaltwasserauszug wird, wenn man das Zinnkraut für sich allein verwendet, ebenso häufig empfohlen:
1—2 Teelöffel Zinnkraut werden 12 Stunden lang (über Nacht) in einem Viertelliter kaltem Wasser ausgezogen. Auch hier kann man, sinngemäß, eine Prise Zucker hinzufügen.

*) Wildwachsendes Zinnkraut unserer Zeit ist häufig von einem Pilz befallen. Deshalb kann das Knabbern an den grünen Sommertrieben nicht mehr empfohlen werden. Ganz abgesehen davon, daß es mit seinen giftigen Verwandten verwechselt werden kann.

In älteren Kräuterbüchern findet man auch die Empfehlung, eine Abkochung des Zinnkrautes zu benutzen. Nicht nur für das Bad, sondern auch für die innerliche Anwendung. Sie bringt keine Vorteile und ist eher schwer verträglich.
Das Zinnkraut ist auch Bestandteil zahlreicher Teemischungen. Außer dem *Kühnschen Kieseltee* (Seite 61) sei hier ein von Apotheker M. Pahlow zusammengestellter Haustee angeführt. „Dieser bewährt sich auch in Erkältungszeiten zur Vorbeugung, weil er die Abwehrkräfte des Körpers aktiviert. Mit Honig gesüßt, schmeckt er gut und kann sogar im Winter zum Haustee erhoben werden." — „Haustee", das heißt, jedermann, der Enkel ebenso wie der Großvater, kann davon unbeschadet auch längere Zeit Gebrauch machen.

So wird die Pahlow'sche Teemischung zubereitet:

Zinnkraut (Herba equiseti)	10,0
Huflattichblätter (Folia farfarae)	10,0
Lindenblüten (Flores tiliae)	10,0
Spitzwegerich (Herba plantaginis)	10,0
Fenchelfrüchte (Fructus foeniculi)	5,0
Holunderblüten (Flores sambuci)	5,0
Thymian (Herba thymi)	5,0

2 Teelöffel der Mischung mit einem Viertelliter siedendem Wasser überbrühen, mit etwas Honig süßen, umrühren, 15 Minuten ziehen lassen, abseihen. 2—3 Tassen täglich.

Dieser etwas komplizierte, aber gut abgestimmte Tee kann, über den Winter genommen, wirklich vorbeugende Hilfe bedeuten. Wenn man daran denkt, daß wohl die meisten bandscheibenbedingten Ischiasleiden im Februar und März auftreten und daß dann jeder Hustenstoß besonders schmerzen kann — ein Schwerpunkt dieses Tees ist ja auch der gegen „Hustenleiden", Vorbeugung gegen Bronchitis und Erkältungskrankheiten.
Sehr zu empfehlen!
Das Zinnkraut ist nicht nur gern gebrauchter Bestandteil von Husten- und Grippemischungen; auch in einer Reihe von Blasen- und Nierentees ist es mitenthalten.
Es gibt auch einen Zinnkraut-Frischpflanzensaft (3 x 1 Eßlöffel).
Interessant ist der Einsatz in der Homöopathie: Allerdings wird das Zinnkraut seltener verarbeitet, sondern ein naher Verwandter, der

Winterschachtelhalm (Equisetum hiemale). Ein Unterschied „ist in der Wirkung nicht festgestellt" (J. Mezger). Es kommt auch die Urtinktur zur Anwendung, meist aber die Niederpotenzen, von D_2 bis D_6 (1:100 bis 1:1,000.000). Letzteren wird eine besondere verspannungslösende Wirkung zugeschrieben. Eine solche ist bei Rückenbeschwerden nur sehr erwünscht. Hauptanwendungsgebiet in der Homöopathie aber sind Harnwegsgeschehen: Reizblase, Bettnässen und Nierensteinbildung, insbesondere Harnsäuresteine.
Eine größere Rolle in der Homöopathie als der Winterschachtelhalm spielt die anorganische Kieselsäure: Silicea. Sie gilt als Konstitutionsmittel, als Mittel bei Kümmerwuchs der Kinder und bei Leistungsschwäche der Erwachsenen. „Mangel an Lebenswärme; alles ist frostig."
Und schließlich, sehr beliebt, die äußere Anwendung des Zinnkrautes. (s. S. 78)

Sammeltips

Solche kann man nur bedingt geben. Es wurde schon erwähnt, daß das Zinnkraut oft von einem Pilz befallen ist, welcher das wirksame Equisetonin in Equisetin verwandelt. Dadurch verliert das Zinnkraut an Wert, kann sogar giftig werden.
Auch ist die Verwechslung mit giftigen Schachtelhalmarten möglich, z.B. mit dem Sumpfschachtelhalm (Equisetum palustre). Zwar wächst dieser, zum Unterschied vom Zinnkraut, nur in feuchten Gebieten, die äußerliche Ähnlichkeit aber ist groß. Und eine Differentialdiagnose allein aus dem Standort zu stellen, wird wohl für die meisten zu unsicher sein.
Das Zinnkraut sollten also nur jene, die es bereits gut kennen, selbst sammeln. Aus Büchern kann man das nicht lernen.
Es werden — meist im Juni — die grünen „Sommertriebe" geerntet, also die unfruchtbaren Triebe. Den besten Gehalt haben sie, solange sie noch jung und von frischer Farbe sind. Über dem Boden abschneiden, gebündelt aufhängen und bei ausreichender Luftzufuhr trocknen. Zerkleinert aufbewahren.

Einige zusätzliche Heilkräuter bei Rückenbeschwerden

Von den Kräutern, die man fallweise zur Unterstützung heranziehen kann — *zusätzlich* zum vorerwähnten Grundsystem —, sollen die wichtigsten angeführt werden:

1. DIE ARNIKA (ARNICA MONTANA L.)

Bei Dauerschmerz am Rücken mit allgemeinem Zerschlagenheitsgefühl, auch psychischer Ursache. Wenn man das Gefühl hat, das Bett erscheine einem zu hart (obwohl das gar nicht stimmt), wenn die Schmerzen abends und auch nachts zunehmen: 2 Tropfen Arnikatinktur in ein Glas kaltes Wasser, dreimal täglich.
Die vollständig von Blütenresten gereinigte Tinktur, wie man sie in Apotheken erhält, ist die günstigste Gebrauchsform. Blütenreste, wie sie bei schlecht gefiltertem Tee mitgeschluckt werden, können die Magenschleimhaut schädigen. Mehr als 2 Tropfen auf 1 Glas Wasser sind nicht notwendig. Man erreicht den angestrebten Zweck — Beseitigung von Durchblutungsmängeln am Rückenmuskel — auch mit dieser kleinen Dosis, wenn dies überhaupt mit Arnika gelingt. Zu große Dosen, ab etwa 6 Tropfen, können unliebsame Nebenwirkungen verursachen.

Vorsicht vor unverdünnter Arnika-Tinktur! Sie verursacht schwere Verbrennungen der Mundschleimhäute. Flaschen fern von Kindern aufbewahren!

Die äußerliche Anwendung von Arnika ist auf Seite 81 beschrieben.

2. DIE SALICYLATHÄLTIGEN PFLANZEN

Wenn der Dehnungs- und Bewegungsschmerz im Vordergrund steht, z.B. bei Blockierung im Nacken oder im Lendenbereich. Bei Nervenwurzelschmerzen, also auch bei den meisten Formen von Ischias:

a) Die Silberweide (Salix alba L.)

Die Rinde der mittelstarken Zweige. 1 Teelöffel mit einem Viertelliter kaltem Wasser ansetzen, zum Sieden erhitzen, vom Herd nehmen. 10 Minuten ziehen lassen, abseihen. Auf 2 Tagesdosen verteilen.

b) Die Schwarzpappel (Populus nigra L.)

Rinde der mittelstarken Zweige.
Zubereitung wie bei der Silberweide.

c) Die Espe (Populus tremuloides L.)

Die Rinde der mittelstarken Zweige, deren Innenschicht (Zweitrinde).
Zubereitung wie bei der Silberweide.

Neben diesen drei Weidengewächsen (Salicaceae), von denen jeweils die Rinde der mittelstarken Äste verwendet wird, gibt es noch weitere salicylathältige Pflanzen:

d) Das wilde Stiefmütterchen (Viola tricolor L.)

e) Das Mädesüß (Filipendula ulmaria Maxim)

Von beiden wird das Kraut verwendet:
2 Teelöffel mit einem Viertelliter siedendem Wasser überbrühen, 10 Minuten ziehen lassen, abseihen. Auf 2 Tagesdosen verteilen.

f) Die Schlüsselblume (Primula veris L.)

Die Blüten oder die Wurzeln.
2 Teelöffel *Blüten* auf einem Viertelliter Wasser. Die Blüten werden ausnahmsweise kalt angesetzt. Zum Sieden erhitzen, vom Herd nehmen. 10 Minuten ziehen lassen, abseihen. Auf 2 Tagesdosen verteilen.
Die gehaltvolleren *Wurzeln* läßt man 1—2 Teelöffel in einem Viertelliter Wasser über Nacht kalt ausziehen. Am nächsten Tag umrühren, abseihen. Auf 2 Tagesdosen verteilen. Vor Gebrauch auf Trinktemperatur erwärmen.

g) Der Mais (Zea mays L.)

Die Griffel (Bärte), welche in jedem Reifestadium verwendet werden können. Es sind die fadenartigen Gebilde, welche aus dem oberen Ende der Kolben wachsen.

1 Tee-Ei mit Griffel füllen, mit einem Viertelliter siedenden Wasser überbrühen, 10 Minuten ziehen lassen. Auf 2 Tagesdosen verteilen. In ländlichen Gegenden ließ man die Griffel auch in der Suppe mitkochen: bei Rückenschmerzen und allgemeinen rheumatischen Beschwerden.

Kräuterbäder bei Rückenschmerzen und Bandscheibenleiden

Vollbäder mit Kräuterzusätzen kann man bei Rückenschmerzen und Bandscheibenleiden kurmäßig einsetzen; sie sind aber auch zur Lösung momentaner Verspannungen sehr zweckdienlich und bringen oft prompte Erleichterung. Durch die Herstellung von gebrauchsfertigen Bade-Essenzen, welche den althergebrachten, etwas umständlichen Zubereitungen zumindest gleichwertig sind, ist die Anwendung auch problemlos geworden. Grundsätzlich gelten für alle Kräuterbäder die gleichen Richtlinien, die man im Hausgebrauch beachten sollte:

1. Die *Badetemperatur* sollte 37^0 Celsius nicht überschreiten. Das ist die obere Grenze der Kneipp'schen Verordnung für das „Warme Bad". (Die untere Grenze ist 32^0 Celsius.) „Heiße Bäder" im Sinne von Kneipp (38—45^0 Celsius) sollte man im Hausgebrauch zu therapeutischen Zwecken *nicht* verwenden, und schon gar nicht mit Kräuterzusätzen. Es würde zur Herz-Kreislaufbelastung — durch Überwärmung und Wärmestau — die zusätzliche Belastung des angeregten Zellstoffwechsels kommen. Ebenso die Belastung, die sich aus der Erweiterung der Hautgefäße ergibt, welche alle hier beschriebenen Kräuter im Rahmen ihrer heilsamen Wirkung entwickeln. Diese kräuterbedingte Gefäßerweiterung summiert sich zur Gefäßerweiterung durch übertriebene Hitze. Also: bis 37^0 Celsius, aber nicht mehr!
Es gibt wohl Rückenbeschwerden, bei denen bewußt „heiße" Kräuterbäder eingesetzt werden, z.B. bei der Bechterew'schen Erkrankung. Doch das bedarf unbedingt der ärztlichen Verordnung. Und auch der Arzt wird sich den Patienten, dem er ein solches Bad zutraut, sehr genau aussuchen; das Bad selbst zudem nicht ohne fachkundige Aufsicht, wie sie nur im Krankenhaus oder im Kurhaus gegeben ist, zulassen. Immerhin hat es durch überhitzte Kräuter-Vollbäder schon ernste Zwischenfälle gegeben.

2. *Die Badedauer* beträgt 10—20 Minuten. Eher kürzer, nie länger. Auch diese Regel sollte man im Hausgebrauch einhalten. Die umstimmende Wirkung wird in dieser Zeit voll erreicht. Allfällige Schlacken werden bereits nach wenigen Minuten gelöst und durch die Lymph- und Blutbahnen zur Ausscheidung gebracht. Ab der 15. Minute ist der Gipfel des Möglichen bereits überschritten, durch Verlängerung der Badedauer kann keine entsprechende Steigerung der Wirkung erzielt werden. Überlange warme Kräuterbäder bringen nur ein Mehr an notwendiger Erholungszeit *nach* dem Bad. Das kann im Kurhaus durchaus in das Programm passen. Bei hausgemachten Bädern ist davon abzuraten.

3. Nach jedem warmen Bad erfolgt eine kurze *kalte Waschung*. Kneipp: „Warme Bäder allein, das ist ohne darauffolgende kalte Bäder oder kalte Waschungen, verordne ich niemals." Und: „Ich kenne keine warme Wasseranwendung ohne die darauffolgende kalte ... das frische Wasser stärkt, die erhöhte Wärme herunterdrückend."
Diese kalte Nachanwendung ist sehr wichtig, muß aber wirklich kurz sein. Sie dient dem reflektorischen Schließen der erweiterten Poren und der ebenfalls reflektorisch ausgelösten Umstellung von der im warmen Bad entstandenen *passiven* Gefäßerweiterung auf die durch die Kaltanwendung bewirkte *aktive* Gefäßerweiterung. Reflexauslösende Maßnahmen aber müssen stets von kurzer Dauer sein. Währt die kalte Waschung zu lange, so verengen sich die Gefäße wieder, um dann so zu verharren; das ist nicht sinnvoll.
10—20 Sekunden sind richtig. Kurzes Abbrausen oder Befeuchten des ganzen Körpers mit einem in kaltes Wasser getauchten Frottiertuch sind die einfachsten und zugleich auch die besten Methoden.
Ob man sich anschließend trocken reibt bzw. bürstet oder ob man den feuchten Wasserfilm auf der Haut beläßt, hängt davon ab, wie gut das Bett vorgewärmt ist. Ein mit Hilfe von mehreren Wärmeflaschen etwa sehr gut vorgewärmtes Bett gibt die Möglichkeit, noch ein wenig weiter „Therapie" zu betreiben: Die im Bett nicht bedeckten Körperteile, das Gesicht und der Kopf, werden gut abgetrocknet, alles andere beläßt man feucht. Auch auf den Fußsohlen sollte ein Wasserfilm verbleiben: Man huscht nun unverzüglich in das Bett, deckt sich allseits bis an den Hals mit eingeschlagenen Bettdecken gut zu und entwickelt so *Ganzkörper-Dunst.* Der Körper gibt nun kurzfristig etwas Wärme ab, bis das Wärmegleichgewicht und schließlich ein vorübergehender leichter Wärmestau entsteht. Die für

diesen Wechsel notwendigen Regulationskräfte des Körpers sind sehr milder Natur; die durch das Bad ausgelösten „Selbstordnungskräfte des Organismus“ werden sanft — wie es für eine Ruhepause richtig ist — weitergefördert.

4. *Die Ruhepause* nach dem Bad sollte mindestens 30 Minuten dauern. Das ist die untere Grenze (in Kurhäusern läßt man 60—90 Minuten nachruhen). Die Notwendigkeit einer längeren Ruhepause läßt sich aus den zahlreichen Blut- und Stoffwechseluntersuchungen, welche während und nach Bädern durchgeführt wurden, zwanglos ableiten. Während der *Badephase* treten als Ausdruck der Reizsetzung eine ganze Reihe von Änderungen im Blutchemismus, im Hormonsystem usw. auf; die Fließeigenschaften des Blutes werden beeinflußt, ebenso Blutzucker-, Cholesterin-, Kalium- und Magnesiumwert. Diese „Auslenkungen“, wie man sie auch nennt, schwingen in der folgenden *Ruhephase* gleichsinnig oder auch gegensinnig nach. Das tun sie, ob man nun wirklich ruht oder nicht.
Regenierenden Charakter allerdings hat das ganze Regulationsspiel nur dann, wenn man den Organismus dabei nicht stört: Weder durch Energieforderung (also Arbeitsleistung) noch durch Energiezufuhr, z.B. indem man sich jetzt der Sonne aussetzt, oder einem Solarium. Auch sollte man während der Ruhepause nicht essen oder trinken, um die Fließbewegungen innerhalb des Körpers, deren positive Entwicklung, nicht zu bremsen. Während der Ruhepause ist noch alles im Fluß, und das muß man gewähren lassen, will man den echten Erfolg.
Es ist die Beachtung solcher (scheinbaren) Kleinigkeiten, wie hier die Nutzung der Ruhephase = Ruhepause, welche letztlich über den Wert und die Durchschlagskraft einer Anwendung entscheidet.

5. Die *Häufigkeit eines Bades* wird allgemein mit 2—3x in der Woche festgesetzt. Intensiver wirkende Bäder, wie das Heublumenbad, eher seltener; die milderen Aufbaubäder, wie das Zinnkrautbad, können öfter angewendet werden.
Für Berufstätige wird auch die *Wochenendkur* — als „kleine Kur“ —, empfohlen. Diese würde nun zwei eng hintereinander gesetzten Reizen entsprechen, welche quasi eine Reizeinheit bilden. Dementsprechend ist der Abstand zwischen den Bäderbehandlungen, das therapeutische Intervall, dann länger, nämlich 5 Tage, von Montag bis Freitag.

Diese Form würde nun sehr dem Gedanken der zirkaseptanen Reizsetzung entsprechen: Im 7-Tage-Rhythmus gesetzte Reize wirken optimaler, da derselbe Effekt bei geringerem Energieaufwand erzielt wird *).

Für viele wird diese Wochenendpraxis der Bäder schon deshalb von Vorteil sein, weil man das Bad nicht zu spät in den Abend verlegen muß. Besonders das Heublumenbad, aber auch das Rosmarinbad, können am Einschlafen hindern, da sie den Zellstoffwechsel bzw. das Nervensystem doch stärker anregen.

In Kurhäusern wird das Bad gewöhnlich am Vormittag durchgeführt. Das entspricht dem sogenannten zirkadianen thermischen Rhythmus unseres Körpers, seiner „Aufheizungsphase“, welche von 3 Uhr bis 15 Uhr dauert — anschließend folgt die „Entwärmungsphase“, von 15 Uhr bis 3 Uhr. Im Hausgebrauch wird man sich nicht immer danach richten können.

Die Unterschiede in der Wirkung der im folgenden beschriebenen Kräuter für Bäder bei Rückenschmerzen sind in einer Übersichtstabelle zusammengefaßt:

Badezusatz	Wirkung a. d. Rücken bei	sonstige Wirkungen
Fichte (Kiefer, Tanne)	Verspannter Rücken, chronisches Bandscheibenleiden	Stoffwechselanregend
Heublumen	Akuter Hexenschuß, chronische muskelrheumatische Zustände	Allgemein antirheumatisch, krampflösend (Koliken)
Rosmarin (+ Lavendel)	Überlastungs- und Ermüdungsschmerz	Anregend, bzw. mit Lavendel ausgleichend
Zinnkraut	Aufbaumittel, Band- und Bandscheibenschwäche, Orangenhaut an Nacken und Hüfte	Aufbau allgemein, Hautgeschehen: Juckreiz, chronische Ekzeme, schlecht heilende Wunden
Haferstroh	Breite, aber im speziellen schwächere Wirkung, deshalb das beste Kombinationsmittel	Kräftigend, chronische Nieren- und Blasengeschehen

*) Zirkaseptanperiodik: Nach Reizsetzung erfolgende reaktive Schwingung des Organismus von 7 Tagen Dauer. Siehe auch Böhmig, „Entschlackungs- und Entgiftungskuren“, Band 5 der Reihe „So helfe ich mir selbst“, Seite 87 ff.

Es gibt noch weitere Badezusätze bei Rückenbeschwerden. So werden Moorbäder und Moorschwebestoffbäder häufig verordnet. (Vom Arzt!) Sie wirken oft sehr gut, doch sollte hier von Fall zu Fall entschieden werden, ob sie als *Vollbad* angebracht sind. Es können Nebenwirkungen auftreten: Das Aufflammen verborgener Prozesse — unter Umständen etwas durchaus Erwünschtes, wenn es kontrolliert und nutzbringend verwertet wird — und Hormonstörungen sind möglich.
Auch Solebäder (2 kg Meersalz pro Vollbad) werden gerne gebraucht, und sie sind bei allgemeiner Infektanfälligkeit sowie bei Rückenbeschwerden durchaus empfehlenswert. Vor allem Kinder reagieren auf Solebäder oft überraschend gut.
Meersalz wird auch häufig den Pflanzenextrakten hinzugefügt. Besonders die Fichtennadel-Sole-Kombination ist beliebt. Man sollte aber überlegen, daß eine Salzkonzentration von mehr als 1 % (1 kg pro 100 Liter Wasser) die sogenannte Elution = Abgabe von Stoffen aus der Haut in das Badewasser fördert, zugleich aber die Resorption = Aufnahme von Stoffen, z.B. aus den Pflanzen, einschränkt.

Das Fichtennadelbad

Wegen seines angenehmen Geruches und wegen seiner zusätzlichen beruhigenden Wirkung ist es bei Rückenschmerzen aller Art sehr beliebt. Auch hat es den Vorteil, daß man es gut dosieren kann — je nach Intensität der Reizwirkungen, welche man erzielen will.
Beim Original-Fichtennadelbad stammt das Material aus den kleinen Ästen ca. 70jähriger Bäume. Daraus wird, in drei Arbeitsgängen, der Extrakt hergestellt. Er enthält 15 % Gerbsäuren und die ätherischen Öle der Fichtennadeln. Diese nur aus den Nadeln und den kleinen Zweigen hergestellte Form nennt man auch *Fichtennadel-Vollextrakt.* Er bewährt sich besonders beim *verspannten* Rücken.
Eine zweite Form ist das *Lohtannin-Bad.* Dieses wird aus der Rinde der Fichte hergestellt und besitzt mehr Gerbsäure (über 25 %) als der aus den Nadeln gewonnene Extrakt. Die Reizwirkung ist dementsprechend größer. Das Lohtannin-Bad ist bei jenen hartnäckigen Rückenbeschwerden zu bevorzugen, bei denen das „chronische Bandscheibenleiden" Verursacher ist.
In der Praxis wird man kurmäßig vorgehen:
Man beginnt mit dem Fichtennadel-Vollextrakt, anfangs weniger, dann stärker konzentriert. Jeden zweiten, dritten Tag ein Bad, oder kontinuierlich über das Wochenende.

Sobald die entzündlichen Erscheinungen nachgelassen haben, nach zwei bis vier Wochen, geht man auf das Lohtannin-Bad über. Auch hier kann man die Konzentration allmählich steigern.
Die Badetemperatur nicht über 37° erhöhen, es sei denn, der Arzt ordnet dies eigens an. Dauer eines Bades: 10—20 Minuten. Kurze Kaltwaschung. Anschließend mindestens eine halbe Stunde gut bedeckt ruhen.
Die Dosierung ist beim gebrauchsfertigen Handelsmaterial von der im dritten Arbeitsgang erfolgenden Eindickung abhängig. Meßbecher sind gewöhnlich beigegeben. Ansonsten kann man mit Eierbechergrößen (1—3) für ein Vollbad rechnen.
Man kann den Badezusatz natürlich auch selbst herstellen. Das ist etwas umständlich und bringt gegenüber guten Handelsextrakten keine wesentlichen Vorteile.

Das Originalrezept nach Kneipp
1500 g eines Gemisches von Fichtennadeln, Fichtenreisig und harzigen Fichtenzapfen werden klein zerhackt und 30 Minuten in ca. 3 Liter Wasser gekocht. Dann 12 Stunden *gedeckt* (damit die ätherischen Öle erhalten bleiben) ziehen lassen. Abseihen und dem Vollbad zuschütten.

Wenn man bedenkt, daß diese Menge nur für ein einziges Vollbad reicht, muß man zugeben, daß die Industrie mit ihren Konzentrationsverfahren hier beachtliche Vorteile gebracht hat.
Neben der Fichte (Picea excelsa) sind Badezusätze auch von der Tanne (Abies alba) und von der Kiefer (Pinus silvestris) im Handel. Die Wirkung ist die gleiche.
Das reine ätherische Öl der Kiefer, Oleum pini = „Latschenkieferöl" enthält keine Gerbstoffe — diese sind hier bewußt entfernt. Dadurch ist die Reizwirkung geringer. Anderseits aber wird gerade deshalb ein Latschenkieferöl-Bad bei *akut* entzündlichen Geschehen, z.B. bei einer akuten Ischialgie, recht gut vertragen.

Das Heublumenbad

Heublumen — Flores graminis —, das ist die Gesamtheit der Blüten, Gräser, Blätter, Samen usw., wie sie sich auf einer Wiese finden.

Nach dem Abmähen bilden sie das Heu, und während des Trocknungsprozesses entstehen bestimmte Duft- und Wirkstoffe, so ein Cumaringlykosid, welches den typischen Geruch des Heus ausmacht. Dieses Cumaringlykosid stammt hauptsächlich vom Ruchgras, einem der häufigsten Gräser einer Wiese. Es ist an der Wirkung eines Heublumenbades oder eines Heusackes maßgeblich beteiligt. Man kann also sagen: Je mehr Ruchgras auf einer Wiese, desto intensiver riecht das Heu, desto durchgreifender ist die Wirkung des Bades.

Die Wirkung ist antirheumatisch. Hervorgehoben wird die oft prompte Linderung beim Hexenschuß und ähnlichen akuten muskelrheumatischen Zuständen. Akute Nervenentzündungen dagegen, wie der entzündete Ischias, zeigen im konzentrierten Heublumenbad oft eine Überreaktion. Das Geschehen wird aufgeheizt, man hat bald nach dem Bad mehr Schmerzen als zuvor. Früher benutzte man das Heublumenbad sogar als diagnostische Unterscheidungshilfe, nämlich ob die Beschwerden, welche ansonsten oft ein sehr ähnliches Bild bieten, mehr auf Muskelrheumatismus oder mehr auf Nervenentzündung beruhen. Heute wird man sich auf solche Experimente natürlich nicht einlassen und bei Verdacht auf Nervenentzündung das Heublumenbad meiden.

Hauptanwendungsgebiet des Heublumenbades ist der akute Hexenschuß aus dem vorher Gesundem heraus; der plötzlich einschießende Schmerz durch eine unglückliche Bewegung oder durch einen Fehltritt. Hier können ein schnelles Heublumenbad oder ein Heublumensack die erste Erleichterung bringen. Und im weiteren sämtliche muskelrheumatische Zustände lindern, wie sie am Rücken häufig vorkommen, mit oder ohne Bandscheibenschaden. Auch hat das Heublumenbad — mehr als das aus den Fichtennadeln — eine allgemein stoffwechselanregende Wirkung. Davon macht man Gebrauch, wenn es darum geht, die Wundheilung von Knochenbrüchen oder Bänderrissen zu beschleunigen. Es hat auch eine stoffwechselumstimmende Wirkung, die bei Gicht, aber auch bei Erkrankungen wie chronischer Furunkulose genutzt wird.

Wegen dieser allgemeinen und doch intensiven Wirkung soll das Heublumen-*Vollbad* nicht öfter als 2 x in der Woche eingesetzt werden. Auch sollte die Dauer des Einzelbades 15 Minuten nicht überschreiten. Anschließend kühl duschen und mindestens eine Stunde zugedeckt ruhen.

Badetemperatur: wenn nicht eigens vom Arzt anders verordnet, nicht über 37^0.

Vom Heublumenbad gibt es, wie beim Fichtennadelbad, gebrauchsfertige Extrakte. Diese sind, nach Dr. Fey, der Abkochung sogar überlegen, da bei jener ein guter Teil der ätherischen Öle verloren geht. Wer sich den Badezusatz dennoch selbst zubereiten will, nimmt 700—1000 g Heublumen und setzt sie in mehreren Litern Wasser kalt an. Zum Kochen bringen und eine halbe Stunde auf kleiner Flamme sieden lassen. Abseihen und dem Vollbad zusetzen. Das Abseihen kann man sich ersparen, wenn man die Heublumen in einen porösen Leinensack gibt und diesen wie ein Tee-Ei in das Wasser hängt.

Der Heublumensack

Dieser dient der lokalen Anwendung bei kleinflächigen Verspannungen, besonders im Kreuzbereich und im Nacken. Man nimmt einen Leinensack von passender Größe — dem Schmerzbereich entsprechend —, füllt ihn zu dreiviertel mit Heublumen und knöpft oder bindet ihn gut zu. Der gefüllte Sack wird mit siedendem Wasser *überbrüht.* 10 Minuten im heißen Wasser belassen, dann mit einer eigenen Heusackpresse oder zwischen zwei Brettern gut auspressen, damit alles überflüssige Wasser entfernt wird.
Durch zu heiße Heublumensäcke hat es schon oft Verbrennungen gegeben. Deshalb muß man die Temperatur überprüfen.
Eingermaßen verläßlich ist die Handrückenprobe, sicherer auf jeden Fall die Prüfung mittels geeignetem Thermometer. Wie ein Fieberthermometer in die Achsel legt man diesen in eine Falte des Heublumensackes. 42^0 Celsius gelten als richtige Temperatur.
Wenn alles stimmt, legt man den Heublumensack an die schmerzende Stelle und befestigt ihn mit einem Wickeltuch aus Flanell oder Leinen am Körper. Zuerst aber nur locker wickeln, damit überschüssige Wärme noch abdampfen kann. Dann erst zieht man die Tücher fester an, sodaß ein guter Dunst entsteht.
Der Heublumensack im Wickel wird etwa 40 Minuten belassen. 30 Minuten nachruhen.
Die Wirkung des Heublumensackes konnte man objektiv nachweisen: Es kommt zu einer Herabsetzung der Empfindlichkeit von schmerzleitenden Nerven, die Verspannung wird gemindert, und über Reflexe kommt es zu einer Steigerung der Durchblutung mit erhöhtem Gewebstoffwechsel. So können Ausheilprozesse schneller vor sich gehen.

Die schmerzstillende Wirkung des Heublumensackes ist oft so ausgeprägt, daß man ihn auch schon als das „Morphium der Naturheilkunde“ bezeichnet hat.

Das Rosmarinbad, „Königin von Ungarn“

Die wirksame Substanz des Rosmarins (Rosmarinus officinalis L.) ist sein ätherisches Öl, welches eine kampferähnliche Substanz, den Rosmarin-Kampfer, enthält. In erster Linie wird der anregende Effekt bei Erschöpfungszuständen geschätzt; auch die ausgleichende Wirkung auf das Nervensystem: Dämpfung überreizter und Stimulierung geschwächter Nerven. Ebenso wirkt Rosmarin auf den vor Müdigkeit und Erschöpfung schmerzenden Rücken, besonders in der Anwendung als Bad. Eine schon etwas ältere (72jährige) Königin von Ungarn, müde und rheumageplagt, soll durch Rosmarin so frisch und munter geworden sein, daß der König von Polen ihr einen Heiratsantrag machte. Auch wenn dies nur Galanterie war, so war es zumindest ein Kompliment an den Rosmarin, genaugenommen an die Mischung:

> 3 Teile Rosmarin
> 1 Teil Lavendel
> Diese Mischung ist dann als das (Bade-)„Wasser der Königin von Ungarn“ berühmt geworden.

Im Mittelalter war diese Mischung, innerlich und äußerlich verwendet, sogar eines der gepriesensten Potenzmittel. Wir können Rosmarin allein oder in der Mischung mit Lavendel bei Rückenschmerzen empfehlen, wenn diese durch Überlastung, Übermüdung, Übernächtigung aufgetreten sind. Die spannungslösende Wirkung des Rosmarins ist beachtlich, ebenso aber auch die anregende. Deshalb kann ein spätabendliches Bad den Schlaf stören.
Es gibt sowohl Rosmarin- wie auch Lavendelbadzusätze im Handel. Man kann beide, will man das Bad der Königin von Ungarn nachahmen, im Verhältnis 3:1 mischen. Der Lavendelzusatz dämpft die anregende Wirkung des Rosmarins ein wenig ab, außerdem bekommt man damit auch leichte Kopfschmerzen in den Griff. Solche sind ja häufig mit Überspannungs-Rückenschmerzen kombiniert.

Will man den Badezusatz selbst zubereiten, dann nimmt man
von Rosmarin die Blätter, Folia rosmarini:
50 g in 1 Liter Wasser kalt ansetzen, zum Sieden erhitzen, vom Herd nehmen, 30 Minuten gedeckt ziehen lassen, abseihen und dem Vollbad zusetzen.
Vom Lavendel die Blüten, Flores lavandulae.
Für ein reines Lavendelvollbad wären 50 g richtig. In einem Liter Wasser kalt ansetzen, zum Sieden erhitzen, vom Herd nehmen. Bis hierher also gleich wie bei Rosmarin. Die Auszugsdauer aber wird generell kürzer angegeben als bei Rosmarin: 10—20 Minuten. Wenn man mischen will, müßte man bei der Selbstzubereitung getrennt ansetzen und dann die Absude gemeinsam in das Bad geben. Das 3:1 Verhältnis wäre mit
45 g Rosmarinblätter und
15 g Lavendelblüten gegeben.

Das Zinnkrautbad

Das Zinnkraut, in der innerlichen Anwendung, spielt in unserem Heilkräuterprogramm für Rückenschmerzen, Bandscheibenleiden und Ischias eine wichtige Rolle (s. Seite 59 ff). Aber auch als Bad ist es sehr beliebt. Zusammen mit dem Haferstrohbad ist es der Vertreter der *Kieselsäurebäder.*
Die Wirkung ist eine lokal anregende, besonders auf den Stoffwechsel der Haut. Die dort liegenden Venengeflechte, welche beim Schlackentransport eine Rolle spielen, werden besser durchblutet, Schadstoffe werden gelöst. Deshalb gilt das Zinnkrautbad, neben seiner Wirkung bei rheumatischen und neuralgischen Geschehen, auch als vorrangiges Mittel bei Hauterkrankungen; vor allem bei chronischen Ekzemen, bei Durchblutungsstörungen der Haut, bei Frostbeulen, aber auch bei den Schwellungen im Gefolge von Venenentzündungen und bei der „Cellulitis", der Orangenhaut.
Eine besonders im Rahmen dieses Buches interessante Wirkung ist jene bei Senkfußbeschwerden. Möglicherweise wird hier der Bandapparat gestärkt. Es ist bekannt, daß man, wenn man Senkfüße bessern kann, zugleich einiges gegen chronische Rückenschmerzen getan hat.
Auch vom Zinnkraut gibt es fertige Badezusätze.

Das Zinnkrautbad selbst hergestellt:
100 g frisches oder getrocknetes Kraut in 1 Liter Wasser kalt ansetzen und zum Sieden erhitzen. 15 Minuten auf kleiner Flamme kochen, 15 Minuten ziehen lassen. Abseihen und dem Vollbad zusetzen.

Der Zinnkraut-Punkt

Manche Heilkräuter und Materialien, wie sie meist in der Homöopathie verwendet werden, besitzen einen für sie spezifischen Punkt auf der Körperoberfläche, über den man, durch Injektion des Mittels oder aber durch Bürstung im entsprechenden Bad, die Wirkung verstärken kann. Einen solchen Punkt nennt man „homöosiniatrischen Punkt" oder auch, nach ihrem Erst-Entdecker: „Dr. Weihe'schen Punkt", „Weihe-Punkt". Auch das Zinnkraut besitzt einen solchen Punkt. Er befindet sich schräg unterhalb der inneren Knöcheln beidseits. Man behandelt ihn mit einer Zahnbürste, wobei man die Hinterkante des inneren Knöchels als Führungsrinne benutzen kann. Dieser Punkt entspricht auch einem chinesischen Akupunkturpunkt: dem vierten Punkt des Nierenmeridians. Dieser wieder wird speziell bei Gebärmuttersenkung durch Bindegewebsschwäche und den damit verbundenen Rückenschmerzen gestochen. Dem aufmerksamen Leser wird nicht entgehen, wie sehr sich hier der Kreis schließt.
Im Bad sitzend, bürstet man den Punkt an beiden Füßen. Bürstdauer: ca. 1/2 Minute, mehrmals wiederholen (nach einer eher mystischen Regel achtmal). Sanft bürsten! Sonst „erschlägt" man den Punkt. Er soll herausgefordert werden, aber nicht mehr *).

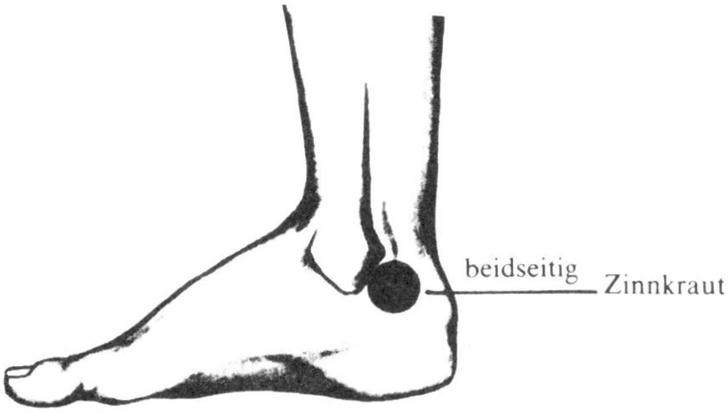

Innenseite

*) Über andere homöosiniatrische Punkte und das Mandala-Prinzip siehe Böhmig, Das große Buch der natürlichen Heilkunde, Seite 82ff

Das Haferstrohbad

Von den hier beschriebenen Bädern hat das Haferstrohbad die breiteste Wirkung: Es ist das zweite große Kieselsäurebad neben dem Zinnkrautbad, aber es weist auch einen direkten antirheumatischen und stoffwechselanregenden Effekt auf wie das Heublumenbad. Nur ist Haferstroh deutlich milder als die aggressiveren Heublumen. Ebenso ist die schmerzstillende Wirkung schwächer als bei diesen; umgekehrt kommt es allerdings seltener zum „Aufheizen" von Beschwerden.
Und schließlich hat Haferstroh beruhigende Wirkung. Ähnlich wie bei Lavendel wird selten der Schlaf durch ein Bad gestört, auch wenn man dieses am Abend nimmt. Man wird Haferstroh also besonders *in Zweifelsfällen* verwenden, wenn man sich nicht im klaren ist, welche der Hauptwirkungen man bevorzugen sollte: Die antirheumatische, die muskelentspannende oder die bindegewebs-stärkende. Man könnte es auch so ausdrücken: Haferstroh wirkt wie ein Gemisch von Heublumen, Lavendel und Zinnkraut: gedämpfte Einzelwirkungen, aber breites Spektrum. Dementsprechend kann man Haferstroh auch als Basis nehmen und die jeweils erwünschte Wirkrichtung durch Zugabe einer der anderen Pflanzen verstärken. Heute, wo es von allen hier erwähnten Pflanzen gebrauchsfertige Bade-Essenzen gibt, stellt ihr Mischen vor keinerlei technische Probleme.

Beispiele:

a. Verstärkung der antirheumatischen und der schmerzstillenden Wirkung ist erwünscht:
Haferstroh + Heublumen.
Sebastian Kneipp hat gerne auf diese Weise gemischt. Bei „schwächlichen und nervösen Personen" mehr Haferstroh und weniger Heublumen, ebenso bei älteren Menschen. Bei kräftigeren und jüngeren Patienten ging Kneipp umgekehrt vor: Mehr Heublumen und weniger Haferstroh.

b. Verstärkung der Wirkung auf die Nerven ist erwünscht. Hier gibt es, je nach Bedarf, mehrere Varianten:
Haferstroh + Rosmarin, wenn die anregende Wirkung gesucht wird.
Haferstroh + Lavendel, wenn die beruhigende Wirkung gesucht wird.
Und soll die Wirkung auf die Nerven abgerundet sein:
Haferstroh + das „Wasser der Königin von Ungarn" (3 Teile Rosmarin + 1 Teil Lavendel).

c. Verstärkung der Wirkung auf das Bindegewebe ist erwünscht, wenn das Bad auch „aufbauend" sein soll:
Haferstroh + Zinnkraut.
Dieses Bad beseitigt noch bestehende Restbeschwerden, im Vordergrund steht aber die regenerierende und die stabilisierende Wirkung. Auch beim Haferstrohbad gibt es gebrauchsfertige Extrakte als Badezusatz.

> Wer sich den Zusatz *selbst bereiten* möchte, nimmt ca. 300—500 g gehäckseltes Haferstroh und setzt in mehreren Litern kaltem Wasser an. 1/2 Stunde auf kleiner Flamme kochen lassen, abseihen und dem Vollbad zusetzen. Temperatur des Bades bis 37^{0} Celsius.
> Badedauer: 15—20 Minuten.
> Anschließend kalt waschen und mindestens 1/2 Stunde ruhen.

Einreibungen bei Rückenbeschwerden

Neben den beiden anderen äußerlichen Anwendungen, den Bädern und den Packungen, leisten auch Einreibungen auf Kräuterbasis bei Rückenbeschwerden oft wertvolle Hilfe. Besondere Hausrezepte von Salben und Tinkturen mit guter Wirkung gegen Kreuzschmerzen und Muskelverspannungen begründeten oft genug den Ruf eines Laien-Baders, welcher dann meist streng für die Geheimhaltung seiner Mischung sorgte. Das Wissen wurde nur vom Vater dem Sohn weitergegeben. Eine solche Geheimsalbe ernährte ganze Generationen und machte aus armen Keuschlern reiche Großbauern.
Diese Form von Geheimmedizin wurde zu Recht immer angeprangert, denn es widerspricht jeder Ethik, mit Heilmitteln, einmal entdeckt und als brauchbar befunden, zum eigenen Vorteil hinterm Berg zu halten.
Die Grundregeln, nach denen Kräuter in irgendeiner Form äußerlich angewandt Erleichterung bringen, sind heute weitgehend bekannt, ebenso welche Kräuter man bei Rückenbeschwerden sinnvoll zu Salben oder Tinkturen verarbeiten kann. Die wichtigsten:

Die Arnika (Arnica montana L.)

Verwendet wird die verdünnte Tinktur oder die Salbe. Die Wirkungsweise: Anregung des feinen, die Blutgefäße begleitenden Nervengeflechtes. Es kommt zum schnelleren Aufsaugen von Blutergüssen,

von Stoffwechselschlacken nach Überanstrengung, von Muskelverhärtungen.
Bei der äußerlichen Anwendung von Arnika ist es *nicht* notwendig, daß die Haut sich rötet. Es konnte nachgewiesen werden, daß die Wirkung von Arnika nicht in einer eventuellen Hautreizung begründet ist (im Gegensatz etwa zum Senföl). Arnika wirkt ohne Hautreizung ebenso verläßlich — im Gegenteil: wenn man die Tinktur oder die Salbe so konzentriert, daß die Haut sich rötet, hat man bereits *überdosiert.* Es gelangt zuviel von den durchaus nicht unbedenklichen Inhaltsstoffen der Arnika in den Blutkreislauf.
Also:
1. Arnika schwach konzentriert verwenden.
2. Keine zu großen Flächen damit einreiben. Handflächengroße Areale, etwa zwischen den Schulterblättern, im Lendenbereich, am Beckenkamm — das sind die Stellen, wo man Arnika am zweckmäßigsten einsetzt — sind gerade richtig.
Die *Tinktur* beschafft man sich am besten in der Apotheke, denn die Selbstherstellung ist gar nicht so unproblematisch. Kleinste Blütenreste in der Einreibung, wie sie beim unprofessionellen Filtrieren der Essenz immer wieder vorkommen, können die Haut ordentlich verbrennen.
Für Einreibungen nimmt man 1—2 *Teelöffel* auf einen Viertelliter Wasser. Meist werden Eßlöffelmengen empfohlen. Man erzielt jedoch bei diesen höheren Konzentrationen keine bessere Wirkung.

Eine empfehlenswerte Mischung bildet Arnika mit essig-weinsaurer Tonerde:

Tinct. arnicae	40,0
Liq. alumin. acet.-tartaric. ad	100,0

Von dieser Mischung kann man für Einreibungen einen Eßlöffel auf einen Viertelliter Wasser nehmen, denn sie enthält nur 4 Teile Arnika-Tinktur bei 6 Teilen essig-weinsaurer Tonerde.
Ein häufiger Bestandteil bei Einreibungen in Verbindung mit Arnika (aber auch für sich allein) ist das Bilsenkrautöl. Ein Beispiel:

Tinct. arnicae	2,0
Ol. hyoscyami (Bilsenkraut)	5,0
Chloroformii	30,0
Spir. calami (Kalmusgeist) ad	100,0

Die Wirkung ist gut, man braucht, wenn man das Gemisch für eine Einreibung verwendet, nicht einmal zu verdünnen, da es nur 2% Arnika enthält. Man muß aber beachten, daß das Bilsenkraut ein schweres Gift darstellt, wenn man es innerlich nimmt.
Alle Einreibungen sind also für Kinder unerreichbar aufzubewahren!

Die *Arnika-Salbe* wird hauptsächlich zur Wundheilung benutzt; man kann sie aber auch für Einreibungen am Rücken verwenden.
Das Grundrezept:

Tinct. arnicae	5,0
Eucerin. c. aq. ad.	50,0

Die Salbe ist also zehnprozentig. Dünn auftragen, nur auf kleine, wirklich schmerzende Areale.
Es gibt auch Fertigpackungen. Reine Arnika-Salben und solche mit anderen Kräutern in Kombination, z.B. mit Kamille.

Der Beinwell (Symphytum officinale L.)

Vom Beinwell werden der Absud, die Tinktur, die Salbe und noch weitere Zubereitungsformen für Einreibungen verwendet.
Die Wirkungsweise besteht in einer Anregung von Heilvorgängen. Zugleich aber kommt es zu einer Entschwellung aufgedunsener Gebiete, was gerade bei der äußerlichen Anwendung von Beinwell ins Auge fällt.
Da Beinwell zu den wichtigen Pflanzen für die *innerliche* Anwendung bei Rückenleiden zählt, vor allem für die Aufbauphase (Seite 55ff), kann man beide Anwendungen, die innerliche und die äußerliche, sinnvoll kombinieren.
Auch bei der Herstellung:

1—2 Teelöffel Beinwellwurzel werden in einem Viertelliter Wasser kalt angesetzt. Zum Sieden erhitzen, vom Herd nehmen, 10 Minuten ziehen lassen, abseihen. Der gewonnene Tee ist für die innerliche Anwendung. Der verbleibende Sud wird mit ca. 2 Teelöffeln frischer Beinwellwurzel ergänzt, auffüllen auf ein Viertelliter Wasser, 10 Minuten auf kleiner Flamme kochen lassen, dann abseihen. Ein Tuch mit dem Absud tränken und entweder einen Dunstwickel bereiten oder auch Einreibungen durchführen.

So rationell diese kombinierte Herstellung ist, man muß doch bedenken, daß nicht jedermann Beinwell-Tee innerlich gut verträgt und deshalb auf eine homöopathische Darreichungsform ausweichen muß (Seite 58). Auch, daß man den Tee nicht länger als drei Wochen nehmen sollte.

Als Homöopathikum könnte man Beinwell langfristig gebrauchen, ebenso als Einreibung.

Sehr empfehlenswert die *Tinktur.* Wer sie selbst herstellen will, geht folgendermaßen vor:

200 g klein geschnittene Beinwellwurzeln werden in einem Liter 90 %igem Weingeist angesetzt*). 2 Wochen bei Zimmertemperatur (ca. 20^0 Celsius) ziehen lassen. Dann filtrieren und die angesogenen Wurzeln gut auspressen. Filtrat und ausgepreßten Saft mischen. Für Einreibung mit Wasser 1:1 verdünnen. Bevor man sich einreibt, sollte man die Haut über den einzureibenden Stellen mit gut warmem Wasser vorbehandeln — eventuell mit einem warmen Waschlappen —, damit sich die Poren der Haut gut öffnen. Beinwell wirkt nämlich um so besser, je tiefer er in die Haut eindringen kann.

Eine andere Tinktur, bei der Beinwell in Kombination verwendet wird, entspricht einem alten Hausmittel:

50 g Beinwellwurzel
50 g Schlüsselblumenwurzel (Radix primulae)
40 g Wurmfarnwurzelstock (Rhizoma filicis)
40 g Scharbockskraut (Herba ranunculus ficaria)
20 g Zinnkraut (Herba equiseti)
Diese insgesamt 200 g gemischten Wurzeln und Kräuter werden in 1 Liter 70%igem Weingeist angesetzt (also nicht so konzentriert wie bei der reinen Beinwellwurzel).
2 Wochen bei Zimmertemperatur ziehen lassen. Filtrieren, das angesogene Material auspressen und mit dem Filtrat mischen.

*) Zweckmäßig nicht in einer Flasche, sondern in einem 1 1/2—2 Liter-Bierkrug, auf den man einen Bierdeckel legt.

Diese Tinktur kann man auch unverdünnt als Einreibung benutzen. Ebenso wie bei der reinen Beinwelltinktur ist es auch hier wichtig, daß man vor dem Einreiben die Poren öffnet — durch warmes Wasser oder heiße Kompressen.
Die *reine* Beinwelltinktur ist, vorausgesetzt, man hat unvergällten, reinen Alkohol verwendet, auch innerlich anwendbar: 2—3 x 20 Tropfen auf ein Stück Brot, gut kauen und dann schlucken.
Von der innerlichen Anwendung der *kombinierten* Tinktur muß man abraten: Sowohl der Wurmfarn als auch das Scharbockskraut sind, innerlich angewandt, schon bei geringer Überdosierung giftig. Der Wurmfarn macht Kollaps, Krämpfe und vor allem Sehnerven-Schädigungen. Das Scharbockskraut wieder kann die Nieren reizen. Man wird also auch hier die allgemeine Regel beherzigen: Alle Einreibungen sind fern von Kindern aufzubewahren. Die kombinierte Tinktur ist hier deshalb erwähnt, weil sie als ganz besonders gut wirksam gelobt wird.

Eine *Beinwell-Salbe* könnte man auch selbst herstellen. 5 ml der Tinktur werden in 45 g Salbengrundlage eingerührt.

Es gibt aber hervorragende Fertigpräparate. Beinwell in Kombination mit Johanniskrautöl, Ringelblumenöl oder Rosmarinöl u.a.
Sehr beliebt sind auch *Pasten,* z.B. Beinwell mit Lavendel und Kiefer. Diese werden in 1/2 cm dicker Schicht auf ein angefeuchtetes Leinentuch aufgetragen und unerhitzt auf die schmerzende Stelle gelegt. Mindestens 30 Minuten belassen.

Neben Beinwell gibt es noch eine zweite Pflanze, die identische Wirkstoffe enthält und deshalb vergleichbare Wirkung entfaltet. Das ist die *Hundszunge* (Cynoglossum officinale L.), auch Brandwurzel oder Wundkraut genannt. Früher wurde sie auch innerlich verwendet, gegen Durchfälle und bei Koliken. Obwohl ungiftig, wird sie heute dafür kaum noch eingesetzt.
Für die äußerliche Anwendung aber, in Kombination oder anstelle von Beinwell, kann man sie empfehlen.
Sie ist als Unkraut überall zu finden, an Weg- und Ackerrändern, im Weideland, im Gebüsch an Waldrändern. Ihre Hauptmerkmale sind die behaarten Sprossen, ihre dunkelvioletten bis rotbraunen Blüten

(Mai bis Juli), und vor allem ihr typischer Mäusegeruch, der das Vorhandensein dieser Heilpflanze dem Geübten schon über Entfernung anzeigt.
Man kann von der Hundszunge das Kraut ebenso wie die Wurzeln verwenden: als Abkochung, als Tinktur oder als Salbe. Mengenverhältnisse und Vorgangsweise wie bei Beinwell. Wegen der leichten Erreichbarkeit dieser Pflanze sollte sie — wenn auch nur für die äußerliche Anwendung — wieder zu Ehren kommen.

Der Wacholder (Juniperus communis L.)

Verwendet wird das Öl, meist im alkoholischen Lösungsgemisch mit anderen Pflanzen — und die Salbe. Auch für sich allein wird Wacholder als alkoholische Einreibung verwendet. Zu den Angriffspunkten von Arnika und Beinwell bringt Wacholder eine zusätzliche Wirkrichtung: die auf entzündlich-rheumatische Geschehen wie Sehnenscheiden- und Nervenentzündungen. Arnika und Beinwell haben eine solche Wirkung zwar auch, bei Wacholder ist sie jedoch ausgeprägter.
Für Sebastian Kneipp war Wacholder ein Hauptmittel nicht nur gegen rheumatische Geschehen; er empfiehlt ihn als „erprobte Kur“ bei „schwachem Magen“:
„Den ersten Tag sollen sie (die Patienten) mit vier Beeren beginnen, den zweiten Tag mit fünf Beeren fortfahren, den dritten sollen sie sechs, den vierten sieben Beeren kauen (und schlucken) und so mit Tagen und Beeren bis auf zwölf (Tage) und fünfzehn (Beeren) auf- und dann wieder auf fünf Beeren heruntersteigen, beim Absteigen jeden Tag eine Beere auslassend.“
Nun, es wirkt tatsächlich. Mehr noch als auf den Magen auf den Rücken und auf allgemeine rheumatische Geschehen, wo Wacholder von der modernen Pflanzenheilkunde als *Herbstkur* empfohlen wird.
Aber: Das Ganze ist nicht ungefährlich! Wacholder reizt Niere und ableitende Harnwege beträchtlich. Wer hier schon vorgeschädigt ist, kann deutliche Verschlimmerung erleiden.
Außerdem kann Wacholder Schwangerschaften gefährden. Deshalb wurde auf die Beschreibung der *innerlichen* Anwendung des Wacholders im Rahmen dieses Buches verzichtet.
Ganz anders die *äußerliche* Anwendung von Wacholder. Diese ist unbedenklich, insbesondere man ja nur geringe Mengen braucht.

So in der Mischung mit Kalmus:
Oleum juniperi (Wacholderöl) 2,0
Spirit. calami (Kalmusgeist) 100,0
Als Einreibung bei den unangenehmen Intercostalneuralgien (Zwischenrippenschmerz).

Eine andere wirksame Zubereitung für Einreibungen ist der *Wacholder-Spiritus.*
200 g gut zerdrückte Wacholderbeeren werden mit 1 Liter 70%igem Alkohol übergossen und 2 Wochen bei Zimmertemperatur ausgezogen. Mehrmals täglich umschütteln! Abseihen und in eine frische Flasche füllen.

Dieser Spiritus ist, allerdings nur, wenn von Seiten des Arztes keine Einwände bestehen (und wenn unvergällter Alkohol benutzt wurde), auch innerlich brauchbar: 2—3 x täglich 20 Tropfen auf ein Stück Brot. Gut kauen und dann schlucken. Eine Reihe von fertigen „Gelenks"- oder „Glieder"-*Salben* enthalten Capsicum, Rosmarin oder Bilsenkraut im Gemisch mit Wacholder.

Bewegungstherapie und Gymnastik bei Rückenschmerzen und Bandscheibenleiden

Die diversen Störungen, die der Verfasser im Rahmen dieser Reihe bisher beschrieben hat: Rheuma, Gicht, Schlafstörungen, Verdauungsstörungen usw., kennt er nicht aus eigenem Erleben. Glücklicherweise nicht. Ganz anders bei Rückenschmerzen, Bandscheibenleiden und Ischias. Hier kennt er alles auch aus eigener schmerzlicher Erfahrung. Schäden nach Sportverletzungen, welche seinerzeit weggesteckt oder gar nicht registriert wurden, meldeten sich um die Mitte vierzig völlig unerwartet mit beachtlicher Heftigkeit; die Situation war sogar bedenklich — Lähmung des rechten Wadenmuskels — das heißt, die Notwendigkeit eines chirurgischen Eingriffs war eher wahrscheinlich geworden.

Damals lernte ich, selbst seit langem chiropraktisch tätig, den Segen einer gekonnt durchgeführten Chiropraktik am eigenen Leib kennen; auch die Vorteile der Ring-Basenkost und der in diesem Buch beschriebenen Kräuter und Bäder.

Inzwischen hat sich alles in Wohlgefallen aufgelöst. Aber: Ich übe mich in der Erhaltung des schmerzfreien und bewegungsuneingeschränkten Zustandes. Die fallweise Entschlackungs- und Wiederaufbau-Kur ist zur lieben Gewohnheit geworden, ebenso der dazu passende Kräutergebrauch: Als vorbeugende Maßnahmen.

Darüberhinaus haben sich jedoch zwei große Prioritäten herauskristallisiert, als die — zumindest bei mir — wesentlichsten gesunderhaltenden Faktoren:

1. Es gibt anscheinend ein *Grenzgewicht.* Im speziellen Fall des Verfassers, 1,82 m groß, sind es gerade 82 kg. Wohl eher zufällig. Bei diesem Gewicht besteht kaum ein Anflug von Beschwerden, der Rücken ist frei. Bei 83—84 kg werden Kreuz, Nacken und Ischias zumindest unterschwellig vermerkt, und darüberhinaus geht es geradezu linear: 87 kg schmerzen entsprechend mehr als 85 kg. Alles schon erlebt.

2. Die *tägliche lockere Bewegung,* das stets In-Bewegung-Bleiben, scheint ebenso wichtig zu sein. Man merkt es umgehend, wenn es einige Tage lang aus irgendeinem Grund zurückgestellt wird. Dabei hat sich gezeigt, daß Übungsbewegungen dann am besten sind, wenn sie

möglichst wenig vom normalen motorischen Verhalten des Menschen abweichen.
Man kann das, als Beispiel, an den zweckdienlichen Bewegungen des Nackens demonstrieren. Nur ganz bestimmte „Übungen" sind wirklich zweckdienlich; für diese sind unsere Halswirbelsäule und die sie bewegenden Muskeln konstruiert. Man stelle sich einen Steinzeitmenschen auf freier Wildbahn vor: Er muß hinuntersehen und hinaufsehen, also die *Nickbewegungen* durchführen können. Er muß in der Ebene nach links und nach rechts blicken können; die *Drehbewegungen* der Halswirbelsäule vermitteln das. Und er muß über die Schulter schräg nach hinten blicken können: Eine *kombinierte Dreh- und Nickbewegung.*
Dazu kommen noch einige Spezialbewegungen oder -haltungen, wie das *Vorschieben des Kinns:* angestrengt lauschen. Und das *Seitwärtsneigen des Kopfes.* Es dient ebenfalls der verfeinerten Ortung mit Hilfe des Gehörs: links und rechts schräg von oben oder (gegenseitig) von unten kommende Geräusche zu diagnostizieren — den Tiger auf dem Baum oder die Schlange im Unterholz. Es ist keine Frage, daß unser Bauplan und mit ihm die für uns „zweckdienlichen" Bewegungsmöglichkeiten so entworfen sind, daß sie dem Angriff ebenso wie der Verteidigung dienlich sind, der Fortbewegung, dem Sammeln und Jagen.
Bewegungen und Übungen darüberhinaus sind natürlich möglich, aber nicht immer sinnvoll. Ein den Kopf rollender Steinzeitmensch wäre wohl leichte Beute eines Angreifers geworden. Nun wird Kopfrollen häufig in Übungsprogrammen empfohlen. Besonders älteren Menschen aber sollte man davon eher abraten. Nicht nur, daß eine solche Bewegung nicht zweckdienlich ist, der Verfasser ist schon von zu vielen Menschen, die sich beim Kopfrollen oder ähnlichen akrobatischen Übungen den Nacken verrenkt haben, zum Wiedereinrichten aufgesucht worden.

> Viel an Bewegung also ist das Beste, das man für seinen gefährdeten Rücken tun kann, aber unüberspitzt und unkompliziert soll es geschehen.

3. *Sportausübung* kann sich ausgesprochen positiv auf den geschädigten Rücken auswirken. Aber nur dann, wenn man die Sportart bereits beherrscht, sozusagen von kleinauf, wenn die Bewegungsabläufe und das dazugehörige Muskelspiel bereits automatisiert sind. Von hervor-

ragenden Reitern hört man immer wieder, daß sie, wenn sie Rückenschmerzen haben, aufs Pferd steigen; nach einem „lockeren Ritt“ geht es ihnen besser. Völlig falsch wäre es aber, daraus abzuleiten, man müsse Reiten *lernen,* um etwas für seinen bereits geschädigten Rücken zu tun. Praktisch jeder Anfänger sitzt unrationell und verkrampft auf dem Pferd, prellt seine Bandscheiben, und die Beschwerden nehmen nur zu.
Oder: Der Verfasser ist von Jugend an ein brauchbares und lockeres Tischtennisspiel gewohnt. Man verhält sich dann, selbst nach längeren Pausen, nicht mehr wie ein Anfänger. Das Tennisspiel dagegen konnte er — trotz Bemühens — seinerzeit nie erlernen. Dementsprechend lockert sich der Rücken beim Tischtennisspiel, während er sich bei Tennisspielversuchen verspannt und mehr Beschwerden macht.
Bei einer Reihe von Bekannten in ähnlicher Rückensituation ist es genau umgekehrt. Alles was man schon kann: Schwimmen, Radfahren, Reiten, Tennis, Tischtennis, wirkt befreiend. Der gute Tänzer lockert seinen angeschlagenen Rücken, der schlechte holt sich Kreuzschmerzen.
Man kann und sollte also keine Regel bezüglich des Wertes der einzelnen Sportarten in dieser Hinsicht aufstellen.
Außer: Es ist kein Zufall, daß jene Sportarten, die man, wie die erwähnten, bis ins hohe Alter durchführen kann, zugleich auch jene sind, welche man quasi *therapeutisch* einsetzt. Sogar speziell bei Rückenbeschwerden. Nur muß man sie einmal erlernt haben. Als Hänschen. Der Hans, dem schon alles wehtut, schafft‘s nicht mehr. Deshalb sollten Eltern diesbezügliche Neigungen ihrer Kinder fördern. Rücken-Vorsorge fängt auch hier an: Durch Förderung von Sportarten, die man auch mit siebzig noch praktizieren kann.
Sportarten, die zusehr an Leistungsgipfel gebunden sind, vor allem die echten Kampfsportarten — Boxen, Ringen usw — kann man, wenn man älter wird, nicht in Form einer „Gesundheitsvariante“ fortführen. Sie sind ja meist auch jene, welche Schäden setzen. Wenn der Jugendliche, wie seinerzeit der Verfasser, Freude daran hat, kann man ihm auch diese Sportdisziplinen nicht ausreden. Aber dann sollte man eine zweite, die man als Gesundheitssport weiterziehen kann, hinzulernen. Und wenn es nur darum geht, daß man die möglichen bis wahrscheinlichen Spätschäden der Kampfsportarten damit später einmal kompensieren kann.

Übungsbeispiele für zu Hause

A. Allgemeine Übung (Surya Namaskar)

Eine einfache und in der Yoga-Praxis bewährte Übung ist ein Namaskar. Von mehreren Formen scheint eine betimmte zur Vorbeugung und Linderung von Rückenbeschwerden besonders geeignet: der *Surya Namaskar.* Man könnte den Begriff mit „Sonnengebet" übersetzen. Das türkisch-persische Namas ist die Bezeichnung für das kanonische Gebet der Mohammedaner. Dementsprechend ist ein Namaskar eine Art Richtschnur (Kanon), eine allgemeine Anleitung, in die man Varianten einbauen kann, ganz nach persönlichen Bedürfnissen. Und Surya ist der Sonnengott der vedischen Mythologie.

Zum Wesentlichen gehören beim Namaskar die Abstimmung von Atmung und Bewegung. Beides ist von gleicher Wichtigkeit. Das ist einleuchtend, hat doch ein Teil unserer Wirbel über die Wirbel-Rippengelenke direkt mit der Atmung zu tun.

Der Namaskar in seiner Grundform wird in 10 Takten durchgeführt und kann mehrmals in gleicher Weise — oder in Varianten — wiederholt werden. Er eignet sich sehr als erste Morgengymnastik im Freien oder in einem gut durchlüfteten Raum. Dehnung und Streckung sowie Anregung des Kreislaufes, alles im Atemrhythmus, stehen im Vordergrund.

Ein Namaskar dauert etwa 2 Minuten — die 7 Atemzüge im ersten und zehnten Takt miteingerechnet. Man kann also mehrere Namaskar hintereinander absolvieren, eventuell in Varianten.

Zum Beispiel: Den ersten und/oder den zehnten Takt in der Hockstellung, mit den sieben Atemzügen, oder den vierten und/oder siebenten Takt mit Rumpf- Drehbewegungen durchführen usw. Man sollte erfinderisch sein.

Ablauf eines Surya-Namaskar

1. Takt: Stehen — Schultern hochheben und siebenmal einatmen — siebenmal ausatmen. Vor der siebenten Ausatmung beginnt der zweite Takt.

2. Takt: Den Oberkörper bei gestreckten Beinen vorbeugen, so gut man kann — Augen auf die Taille gerichtet. Ausatmen.

3. Takt: Die Haltung eines Sprinters vor dem Start einnehmen — einatmen.

4. Takt: Arme und Beine auf den Boden — zugleich Katzenbuckel machen — während der Zeit Atem anhalten.

5. Takt: Liegestütze — ausatmen.
Die Liegestütze werden während dieser Zeit mit abgewinkelten Armen durchgeführt.

6. Takt: Ellenbogen durchstrecken — Körper durchhängen lassen — einatmen.

7. Takt: Wie vierter Takt:
Arme und Beine auf den Boden — Katzenbuckel machen — Atem anhalten.

8. Takt: Wie dritter Takt:
Sprinterstellung einnehmen, nur die Beine umgekehrt — weiterhin Atem anhalten.

9. Takt: Wie zweiter Takt. Bei gestreckten Beinen sich so weit wie möglich nach vorne beugen — ausatmen.

10. Takt: Aufstehen — Arme und Schultern anheben — einatmen. Wieder siebenmal ein- und siebenmal ausatmen.

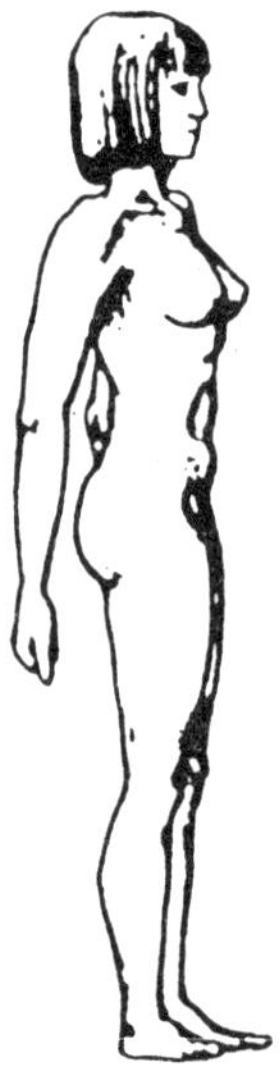

1
Den Leib hochziehen, siebenmal ein- und ausatmen, beim siebenten Mal in 2. Stellung übergehen und ausatmen.

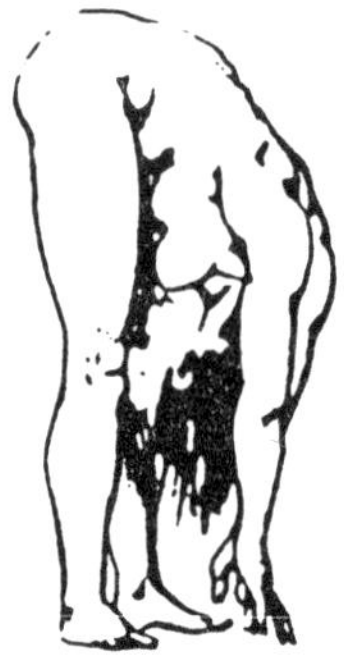

2
Die Augen auf Taille richten, die Nase soll Knie berühren, Steife Knie, die Hände auf den Boden, ausatmen.

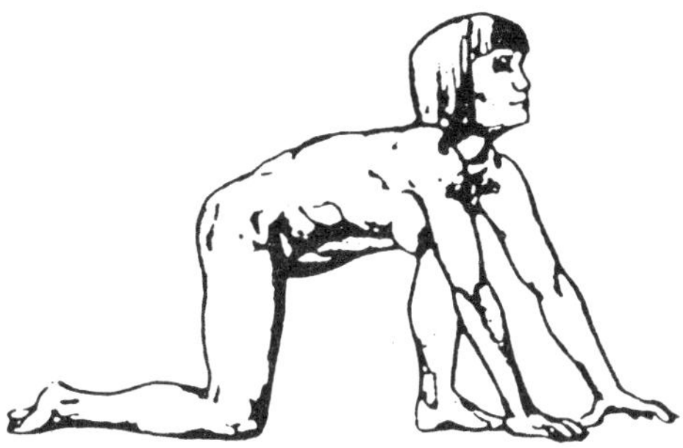

3
Arme gestreckt, auf den Boden aufgestützt. Das rechte Knie auf den Boden. (Jede 2. Runde linkes Knie.) Kopf hoch. Linken Schenkel in Seite drücken, einatmen.

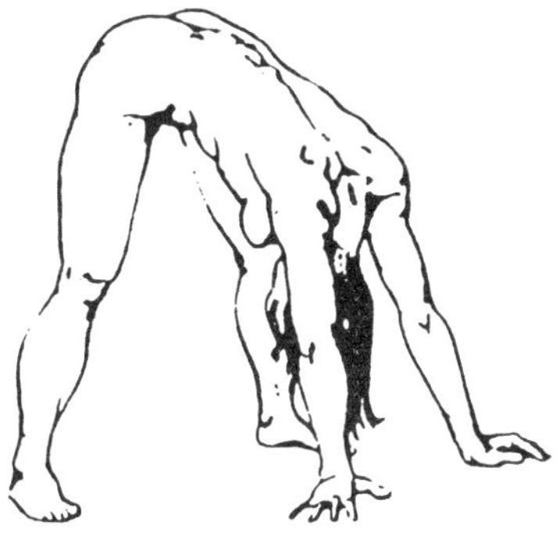

4
V-Stellung. Kinn auf Hals, Fersen am Boden, Atem anhalten.

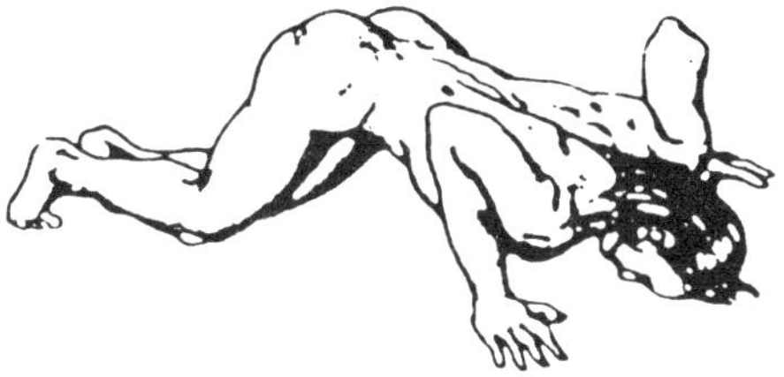

5
Zehen, Knie, Brust, Stirn auf den Boden. – Hüften und Unterleib hoch. Kinn auf Schlüsselbein, ausatmen.

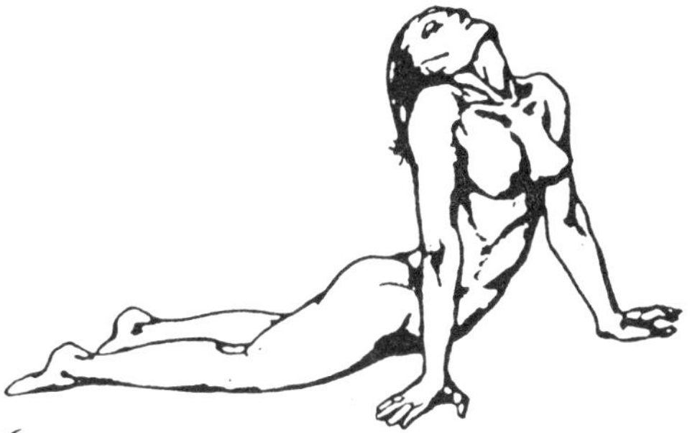

6
Brust heraus. Rücken hohl. Kopf zurück. Hals gestreckt. Knie Boden berührend, einatmen.

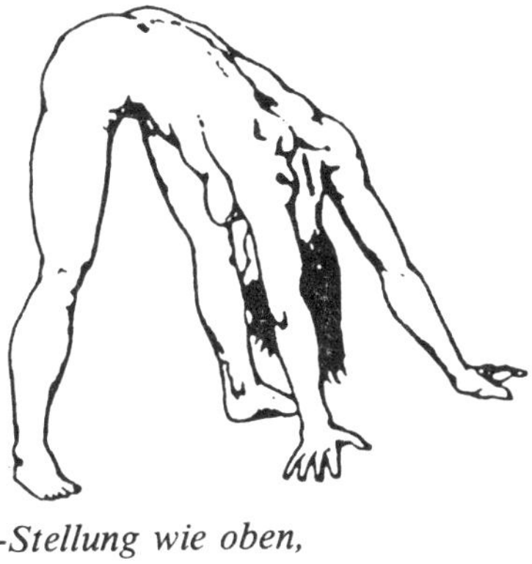

7
V-Stellung wie oben, Atem anhalten.

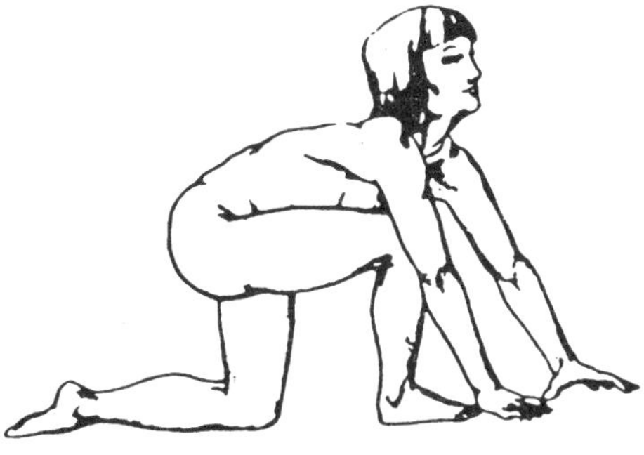

8
Stellung wie dritten Übung, aber linkes Knie auf den Boden, (Jede 2. Runde rechtes Knie.), einatmen.

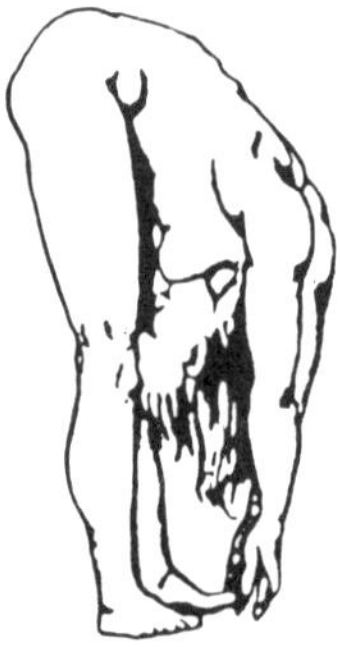

9
Stellung wie zweite Übung, ausatmen.

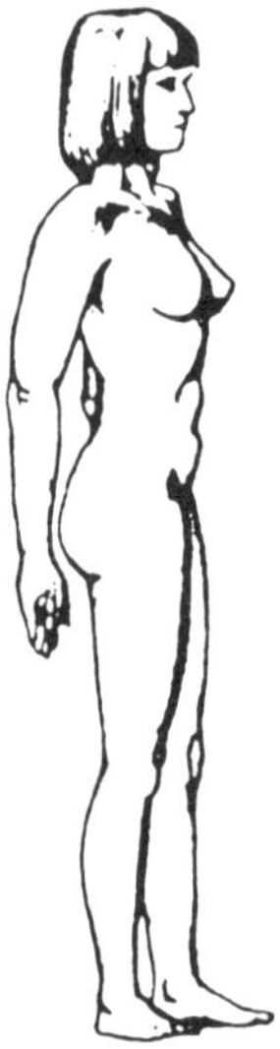

10
Stellung wie erste Übung, siebenmal ein- und ausatmen, Übergang zum 2. Namaskar.

B. Übungen für die einzelnen Wirelsäulenabschnitte

Sie lassen sich vorteilhaft nach der durch den Namaskar erzielten allgemeinen Lockerung durchführen. Die Übungen sollen locker und ohne Anstrengung durchgeführt werden. Man soll den Muskel dehnen, aber nicht überdehnen. Und denke dabei an ein japanisches Sprichwort: „Jeden Tag ein Tropfen mehr". Auf diese Trainingsphilosophie haben die Japaner ihre Turner eingestellt, welche schließlich die Besten der Welt wurden, wahre Wirbelsäulen-Akrobaten. Durch asiatische Geduld und Ausdauer — und durch *Nicht*überziehen der Übungen — erreicht man am meisten. Andere Länder, die ihre Leistungsspitze der Turner zu schnell herausbringen wollten, ließen mit Gewalt üben und hatten Ausfälle durch Bandzerrungen, Sehnenscheidenentzündungen usw. Man kann die Richtlinien für olympisches Turnen sehr wohl auf die häusliche Gymnastik des Rückengeschädigten übertragen, was nämlich die Übungsvorsicht und die Gewaltlosigkeit der Übungen anbetrifft. Hier wie dort gilt „steter Tropfen höhlt den Stein". Also: „Jeden Tag (nur) einen Tropfen mehr". Man muß nicht schon morgen alles können.

1. Die Beweglichkeitsübung für die Halswirbelsäule. Diese ist besonders vorsichtig und ohne Kraftanstrengung durchzuführen. Es handelt sich um zwei einfach durchzuführende Bewegungsarten, um das Seitlichneigen des Kopfes und um das Kopfdrehen, die jeweils aus drei verschiedenen Ausgangsstellungen durchgeführt werden.

a) Kopf gerade
b) Kopf nach vorne gebeugt und
c) Kopf nach hinten gestreckt.

Halswirbelsäule

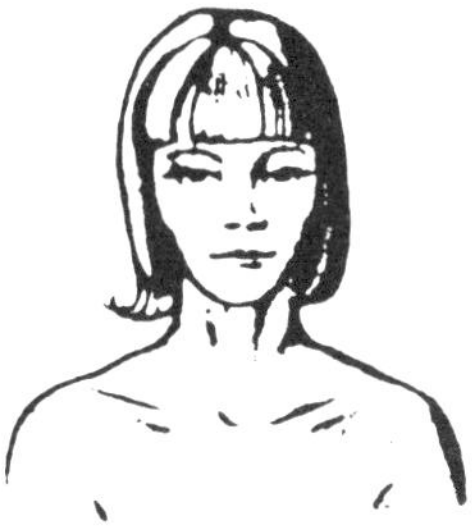

Mittelstellung

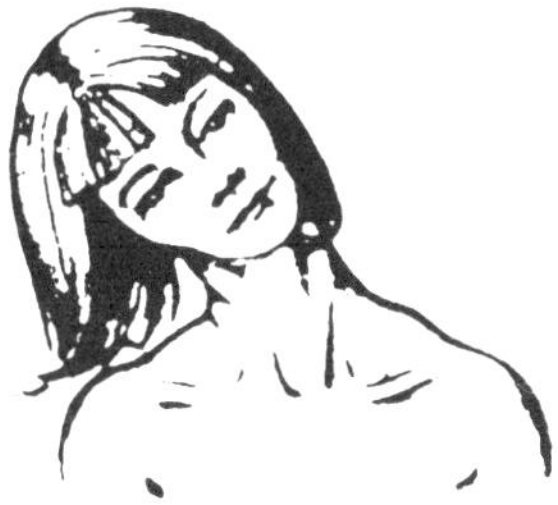

Nach rechts neigen

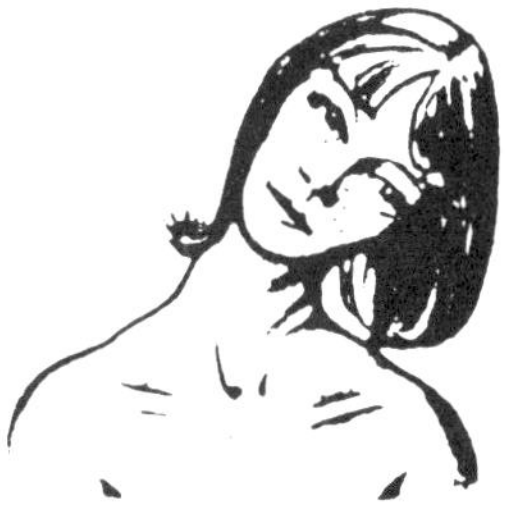

Nach links neigen

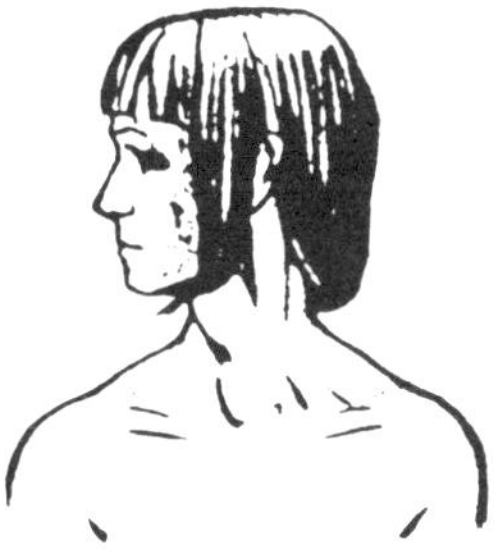

Nach rechts drehen

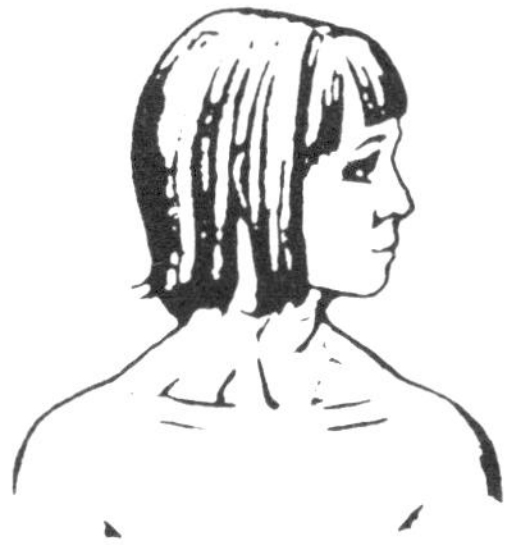

Nach links drehen

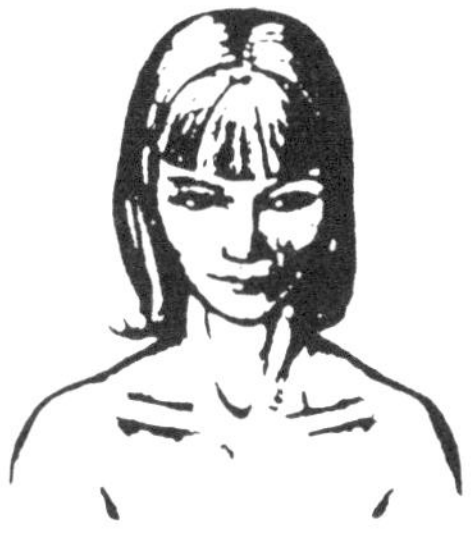

Leicht nach vorne beugen

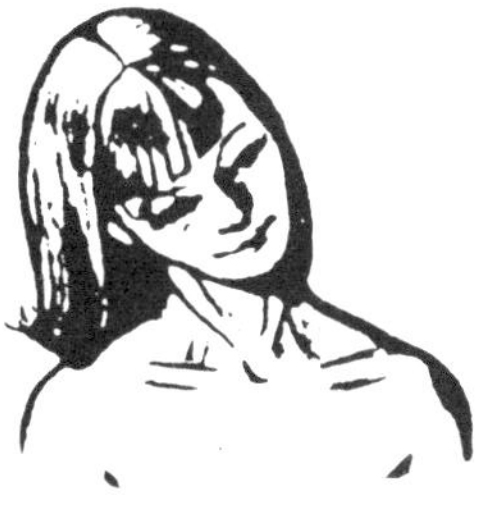

Seitlich nach rechts neigen

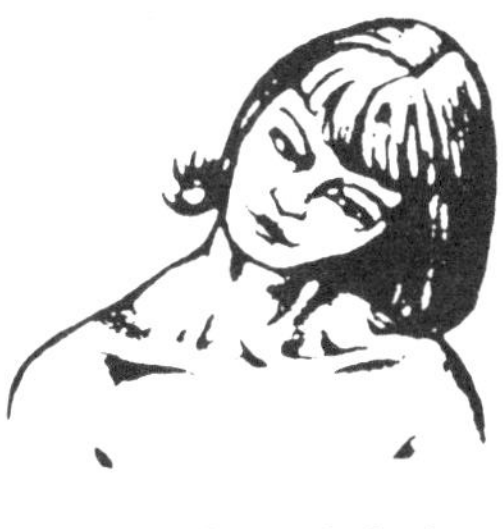

Seitlich nach links neigen

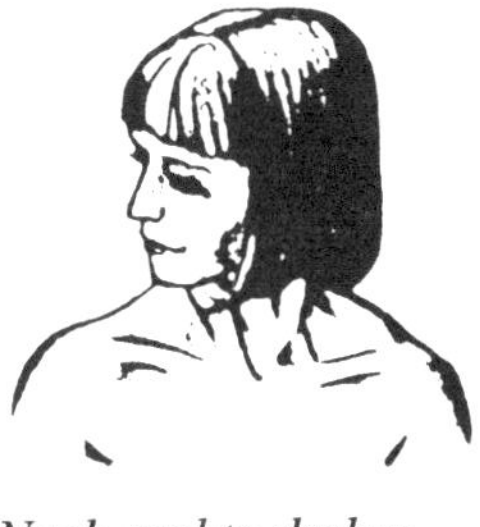

Nach rechts drehen

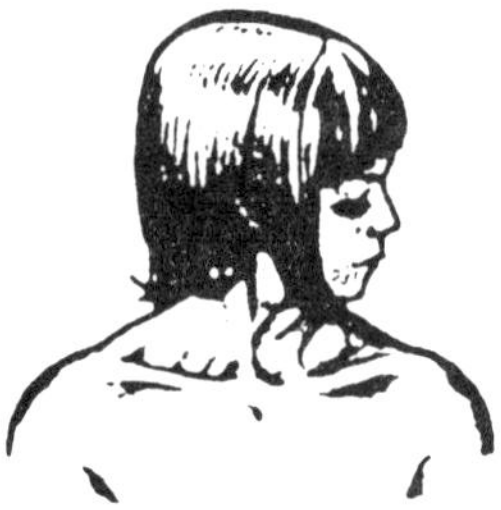

Nach links drehen

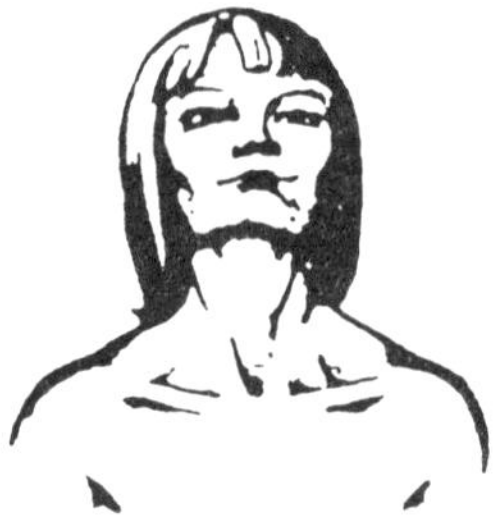

Leicht nach hinten strecken

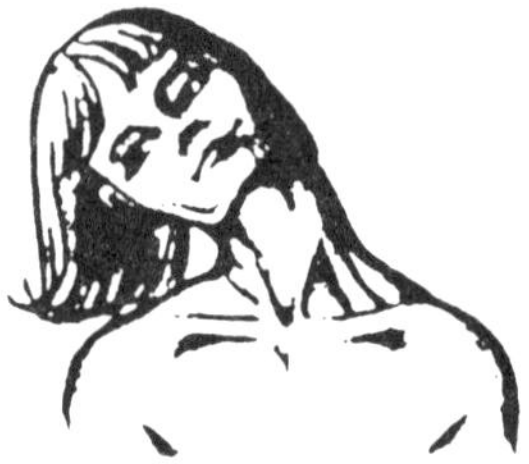

Seitlich nach rechts neigen

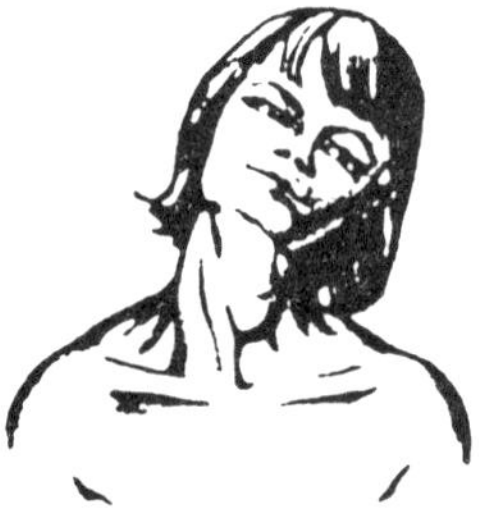

Seitlich nach links neigen

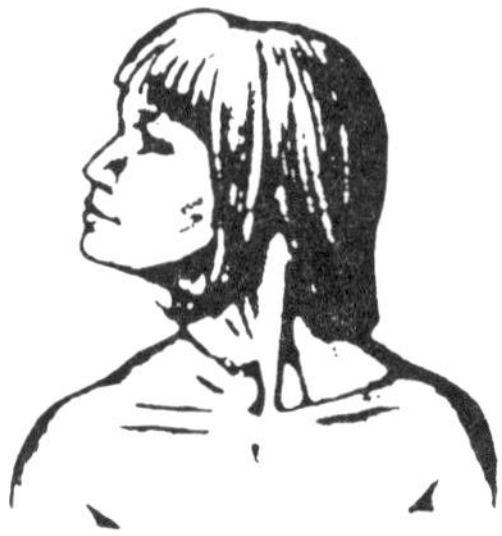

Nach rechts drehen

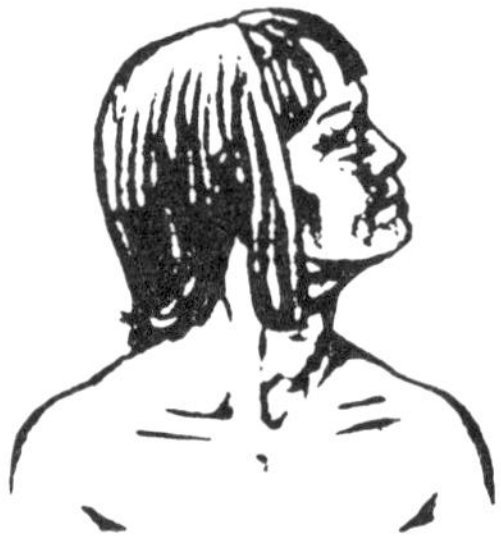

Nach links drehen

2. Die Beweglichkeitsübung für die obere Brustwirbelsäule im Zusammenhang mit dem Schultergürtel besteht in einer eigenen Schulterblattübung, nämlich dem Auseinanderziehen der Schulterblätter voneinander, und dem Zusammenschieben der Schulterblätter zueinander. Und in einer zweiten Übung, dem abwechselnden Heben der rechten und linken Schulter.

Schultergürtel

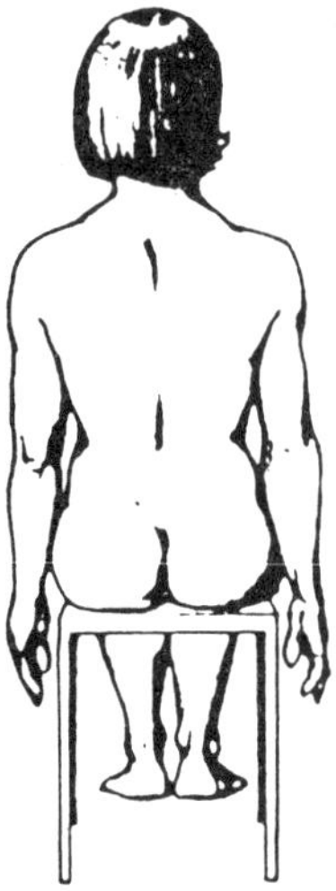

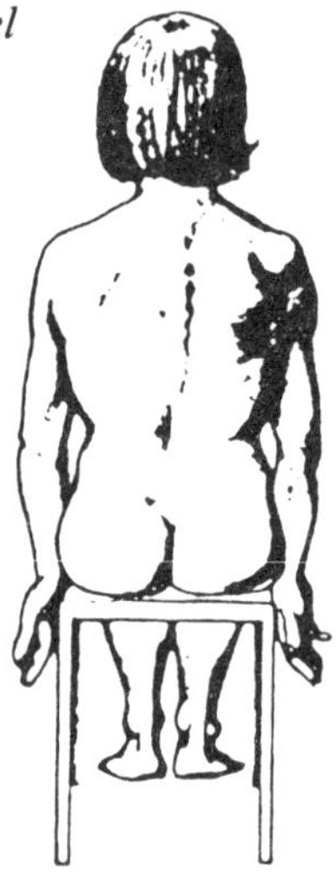

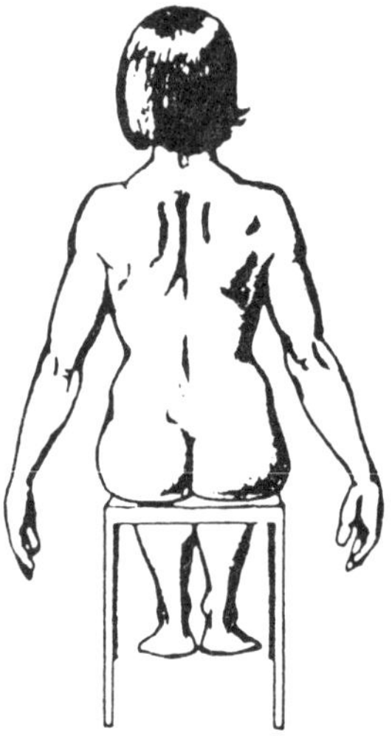

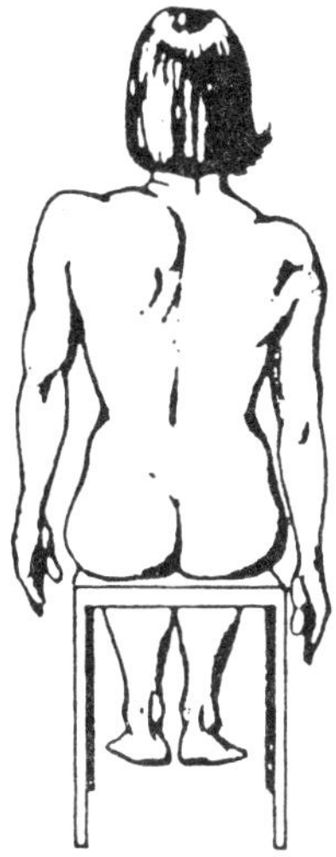

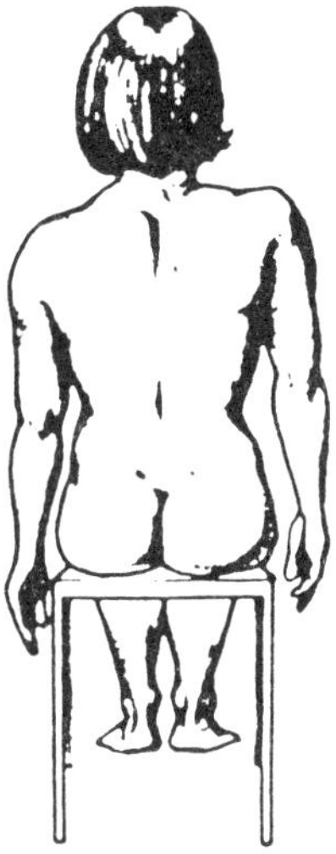

Ausgangsstellung: Beine parallel

Schultern nach vorne, Handflächen nach außen drehen, entspannen.

Schultern nach hinten, Schulterblätter zusammendrücken, entspannen.

Linke Schulter heben

Rechte Schulter heben (beides wiederholen).

3. *Die Bewegungsübung der Brustwirbelsäule im Zusammenhang mit der Lendenwirbelsäule* besteht aus einer Dreh-, einer Gleit- und einer Dehnübung.
4. *Die Bewegungsübung für die Lendenwirbelsäule* in ihrem Verhältnis zum Beckengürtel besteht aus zwei verschiedenen Standübungen für das Becken. Bei der ersten wird das Becken seitlich verschoben, bei der zweiten läßt man das Becken kreisen. Damit ist die Gymnastik speziell für die Wirbelsäule abgeschlossen.

Drehübung

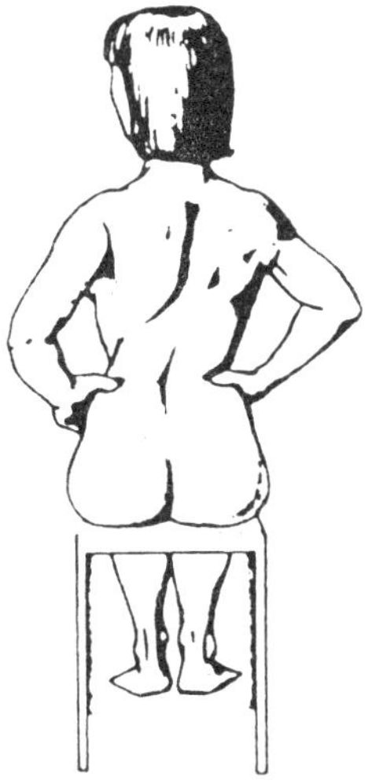

Die Handflächen auf den Beckenkamm, den Oberkörper nach links drehen . . .

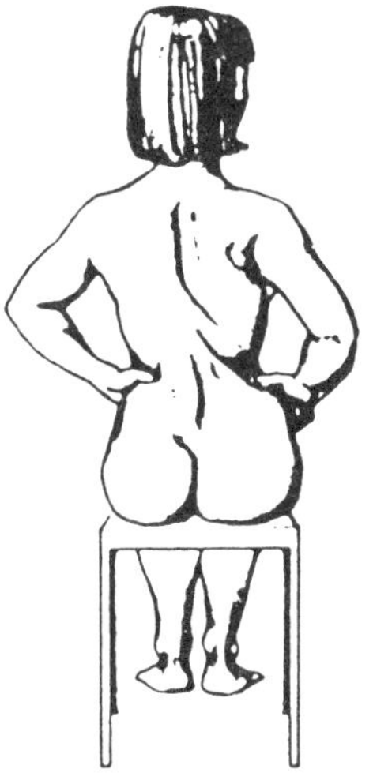

. . . und nach rechts.

Gleitübung

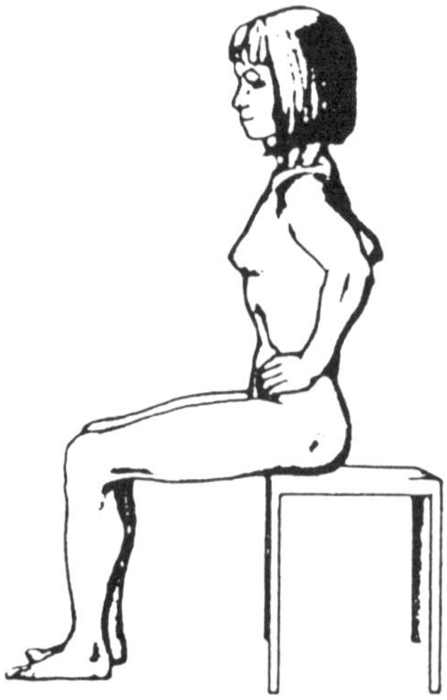

Körper strecken, Kreuz durchdrücken, Gesäß nach vorne rollen, Becken nach vorne kippen.

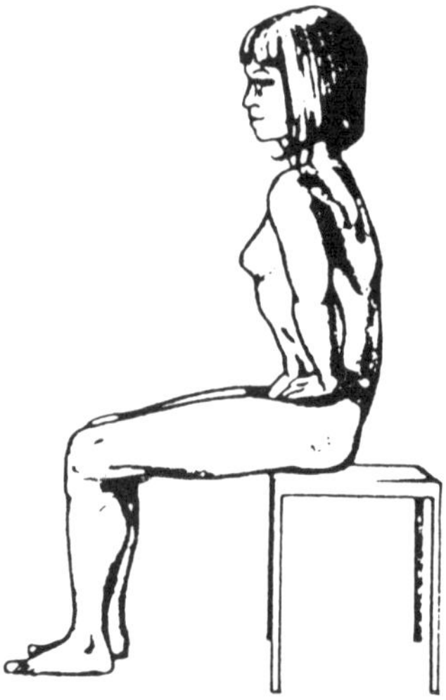

Kreuz nach hinten drücken, Becken durch Abrollen des Gesäßes nach hinten kippen.

Dehnübung

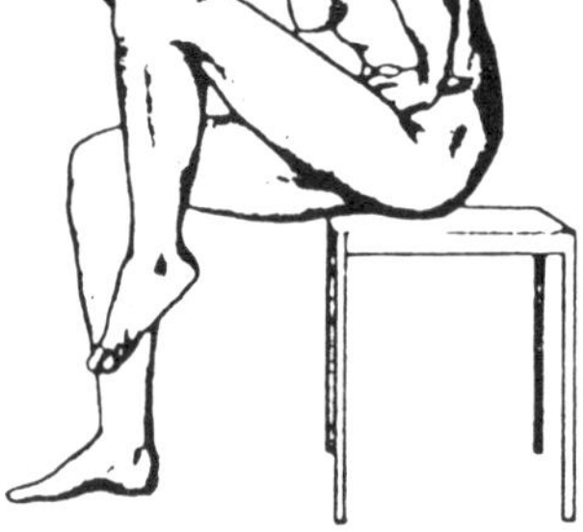

Während des Vorwärtsbeugens abwechselnd linkes und rechtes Bein heben.

Beckenverschiebung

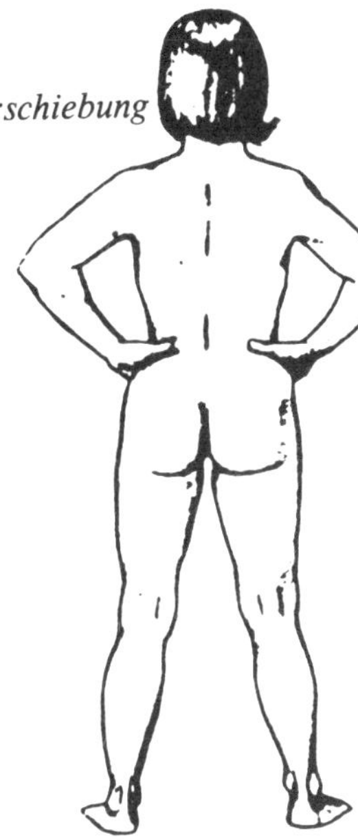

Grätschstellung

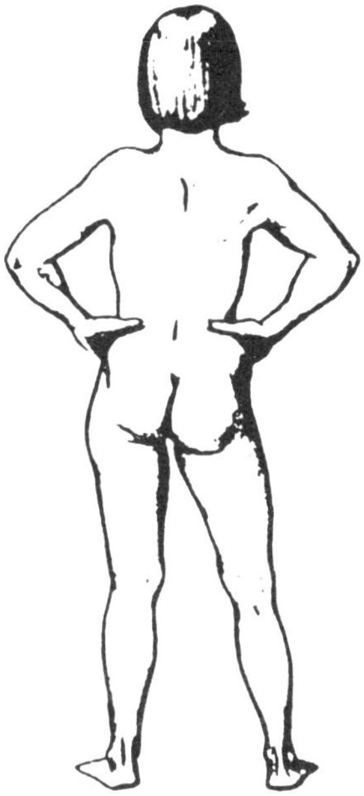

Verlagerung des Körpergewichts auf das linke Bein, ohne die Knie zu beugen und ohne Seitneigung des Oberkörpers.

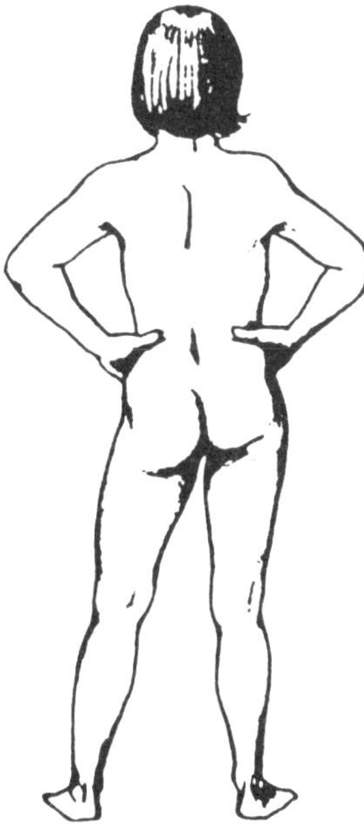

Verlagerung des Körpergewichts auf das rechte Bein, ohne die Knie zu beugen und ohne Seitneigung des Oberkörpers.

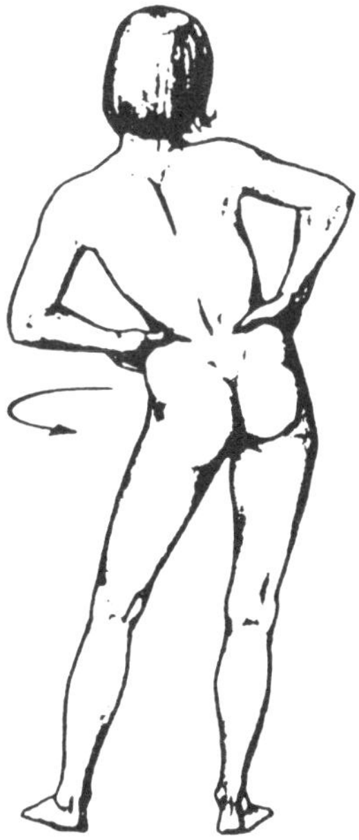

Beckenkreisen

Übungen für die tägliche Bewegungspraxis

Ebenso wie sich ein Sportler einen richtigen Bewegungsablauf eintrainieren kann, kann und sollte man das auch für jene Bewegungsabläufe im täglichen Leben, welche erfahrungsgemäß das größte Risiko für Rücken und Bandscheiben darstellen.
Besonders drei der typischen Risikobewegungen sollten regelrecht geübt werden, so lange, bis man sie reflektorisch beherrscht und sie gar nicht auf andere, unsachgemäße Weise durchführen kann.

1. das richtige Heben von Lasten,
2. das richtige Aufstehen vom Sitz,
3. das richtige Vorbeugen aus dem Sitz.

Durch Einlernen richtiger Bewegungsabläufe verlernt man falsche. Der Aufwand ist nicht groß, wohl aber der Nutzen für Wirbelsäule und Bandscheiben.

1. Das richtige Heben von Lasten

Die wichtigste Regel: Nie unaufgewärmt Hebeakte durchführen! Eine unterkühlte Lendenmuskulatur weist einen höheren Spannungszustand auf. Auch kleinere Lasten können dann zu einem reflektorischen Spasmus führen, und plötzlich „sitzt es im Kreuz“. Ein häufig zu beobachtendes Beispiel soll das demonstrieren:
Jemand kauft sich im Supermarkt eine Kiste mit Mineralwasserflaschen. Ganz abgesehen davon, daß es besser ist, zwei kleine Kisten á 6 Flaschen als eine große à 12 Flaschen zu nehmen (der Preis ist derselbe), fällt auf, daß selten etwas im Supermarkt während des Hebens der Kiste in den Schiebewagen passiert: Durch das Herumgehen im Markt ist die Rückenmuskulatur ausreichend durchblutet. Auch beim Umladen in den Kofferraum, am Parkplatz vor dem Supermarkt, gibt es meist keine Probleme — man ist lange genug vor dem Hebeakt in Bewegung gewesen.
Die häufigsten Schäden treten beim Ausräumen der Kisten aus dem Kofferraum und beim Transport derselben in das Haus oder in den Keller auf. Man ist im Auto gesessen und schon dadurch etwas steif; mögliche Zugluft hat zusätzlich jenen Anflug von Verspannung bewirkt, der genügt, um nun — zusammen mit der Belastung — den Hexenschuß,

die Bänderzerrung oder die Wirbelrotation auszulösen. Das, obwohl man auch nicht ungeschickter ist als zuvor auf dem Markt.
Die prinzipielle Konsequenz: *Keine schweren Arbeiten nach vorheriger Ruhe durchführen.* Wer gleich nach der Ankunft zu Hause sein „Mineral" trinken will, nimmt eine Flasche aus der Kiste. Zehn bis zwanzig Minuten Bewegung, leichte Hausarbeiten usw., erst dann verstaut man die Kisten.
Jeder Sportausübende weiß, daß man sich allmählich aufwärmen muß, bevor man den Muskeln höhere Grade an Anspannung zutraut. Im Haushalt wird das oft vergessen.
Darüber hinaus kann man das richtige Heben *üben.* Wie bei einem Trainingsprogramm übt man, sozusagen am Modell, so lange, bis man zu falsch durchgeführten Hebeakten gar nicht mehr fähig ist.
Sehr wichtig ist, daß man beim Hebeakt frontal — und niemals schräg! — zur Last steht, bevor man sie in Angriff nimmt. Auch das kann man durch Übung lernen. Man stellt sich beim Üben bewußt schräg links oder schräg rechts zur Last und lernt den Zwischenschritt ein. Dieser wird so durchgeführt, daß er in direkt frontale Stellung zur Last führt. Erst wenn man mit beiden Beinen absolut sicher am Boden steht, geht man in die Knie. Dieses In-die-Knie-Gehen soll die Arme der Last nähern. Die Abbildung a. zeigt, daß das dann am besten funktioniert, wenn die Fußspitzen ganz nahe zur Last gestellt sind. Der Rücken ist dabei möglichst wenig gekrümmt, das Hinterteil fern von der Last. Aus jener Haltung resultieren beim nun durchgeführten Anheben jene Hebelwirkungen, wie sie unserer Wirbelsäule und ihrem Muskelapparat am genehmsten sind. Zum Vergleich zeigt die Abbildung b. die falsche Vorgangsweise:
Die Fußspitzen sind zu weit von der Last entfernt, es ist nicht möglich, durch Beugen der Knie die Arme griffgerecht an die Last zu bringen (probieren Sie einmal!); man *muß* den Rücken nach vorne unten krümmen. Nun werden die Hebelwirkungen unphysiologisch verteilt und treffen besonders einen unserer großen Schwachpunkte: das Kreuz (Pfeil). Die Folgen kennt jeder, der Hebeakte auf diese falsch Art schon einmal bereut hat. Darunter wird so mancher Leser sein. Deshalb: umdenken — umlernen. Durch üben.

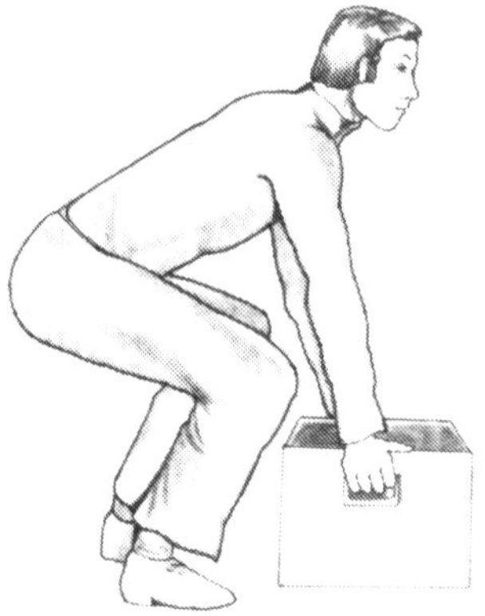

a. Heben richtig:
Fußspitzen nahe zur Last, die Arme können der Last durch Beugen der Knie genähert werden.

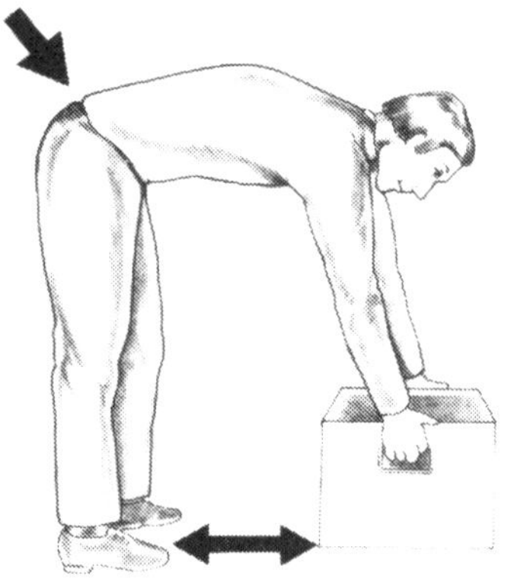

b. Heben falsch:
Fußspitzen fern der Last, die Arme können der Last nur durch Krümmen des Rückens genähert werden. Der Lendenwirbelbereich ist überlastet (Pfeil)

2. Das richtige Aufstehen vom Sitz

Ein zweiter alltäglicher Bewegungsvorgang, bei welchem nicht selten momentane Schmerzen und Verspannungen am Rücken auftreten, ist das Aufstehen. Besonders wenn man zu lange gesessen ist, zu tief oder zu weich, kann es vorkommen, daß man zunächst gar nicht gerade stehen kann. Das Kreuz ist wie blockiert, man muß sich erst einmal durchdrücken oder einige Schritte gehen, bis man sich wieder einigermaßen frei fühlt. Es wäre jetzt grundfalsch, eine Last oder eine schwere Arbeit in Angriff zu nehmen — das wurde bereits erwähnt, am Beispiel des Kisten-aus-dem-Kofferraum-Hebens nach dem Autofahren. Man kann aber richtiges Aufstehen vom Sitz sehr einfach üben — als Bewegungsvorgang, bei dem die Wirbelsäule nicht unsachgemäß belastet wird. Sie wird dabei von der Sitzhaltung in die Stehhaltung *geschoben* — die Rückenmuskulatur wird dabei kaum gefordert. Erst wenn man dann den ersten Schritt macht, um zu gehen, kommt es zu einem leichten Durchstrecken der Lendenwirbelsäule, und auch das zwanglos, aus der Bewegung heraus.

Zum Üben nimmt man einen körpermaßgerechten Sitz ohne Lehne. Es soll ja so geübt werden, daß man keines Nachschiebens mit den Armen bedarf.

a) Vor dem Aufstehen wird der Rumpf gerade gestreckt, so wie er später auch im Stand sein soll. Die Arme hängen herunter. Nun stellt man ein Bein zurück. Dieses ist das Startbein, wie bei einem Läufer, der sich zum Start bereit macht. Das zweite Bein, es ist das spätere Standbein, ist schon so auf den Boden gestellt, daß man es später einwandfrei, und ohne es verschieben zu müssen, belasten kann.

b) Das Startbein tritt in Aktion und *schiebt* den Körper von der Sitz- in die Standhaltung. Die Rumpfmuskulatur hat dabei — mit Ausnahme einer gewissen Gleichgewichtsfunktion — nichts zu tun.

c) Nun steht man auf dem Standbein. Das Gehen kann beginnen.

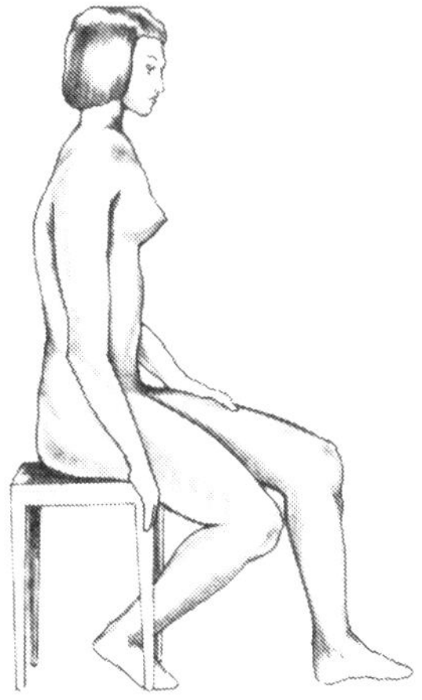

a) Rumpf gerade strecken! Ein Bein geht unter den Sitz in Startstellung. Das rechte (wie in der Abbildung) oder das linke.

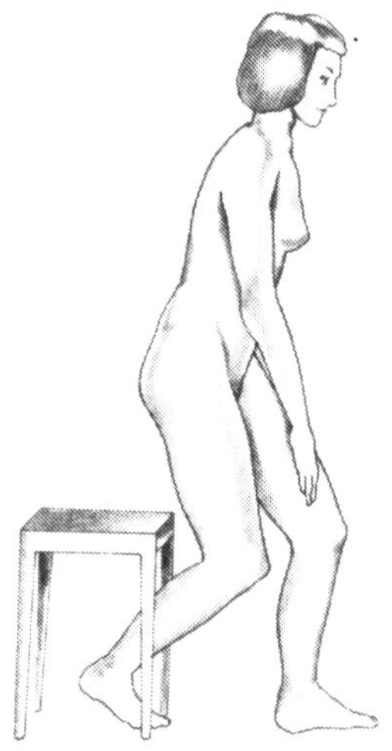

b) Das Startbein schiebt den Körper vom Sitz in den Stand. Die Rumpfhaltung ändert sich nicht.

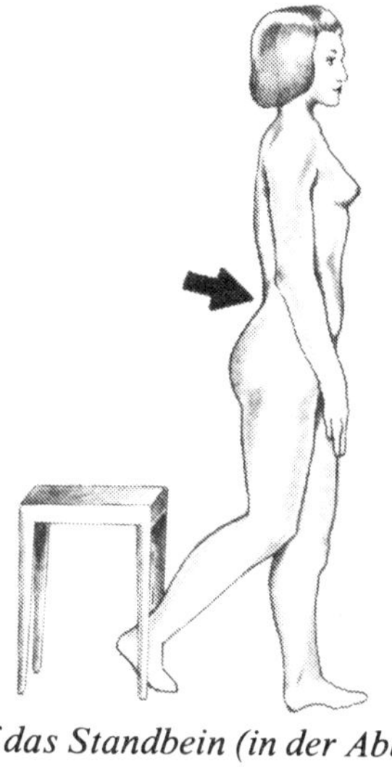

c) Gewichtsverlagerung auf das Standbein (in der Abbildung das linke). Erst jetzt erfolgt automatisch ein geringes Durchstrecken der Lendenwirbelsäule (Pfeil). Der Übergang vom Sitzen zum Gehen wurde ohne Belastung des Rückens geschafft.

Wie bei allen „Übungen für die tägliche Bewegungspraxis" wird der Leser aufgefordert, die vorgeschlagene Bewegung gleich auszuprobieren. Auch wenn man nicht gerade Rückenschmerzen hat: Der Versuch überzeugt — hinsichtlich des Rückens ist es die zwangloseste Form, vom Sitz aufzustehen. (Als Gegenprobe versuche man das beidbeinige Aufstehen. Vom Rücken her gesehen ist es bedeutend unrationeller).

3. Das richtige Vorbeugen vom Sitz

Zum Beispiel zum Knüpfen der Schuhbänder, oder um nur etwas vom Boden aufzuheben — auch das ist ein Bewegungsvorgang, der geübt und erlernt werden will. Die Übung lockert die Rückenmuskulatur und die Wirbelgelenke, und zugleich lernt man richtiges Verhalten ein. Durch falsches Vorbeugen aus dem Sitz ist schon so manchem der Hexenschuß zwischen die Schulterblätter oder ins Kreuz geschossen, besonders älteren Menschen.

Der richtige Bewegungsvorgang entspricht dem richtigen Bücken beim Aufnehmen von Lasten. Das Wesentliche dabei ist, daß das Becken bei geradem Rücken nach vorne, zwischen die etwas gespreizten Beine geschoben wird. Das hört sich viel komplizierter an, als es wirklich ist. Man braucht es nur auszuprobieren: Wenn man durch Krümmen des Rückens die Finger zu den Schuhbändern führen will, bewegt sich das Becken nicht. Diese Bewegung wäre auch falsch, sie belastet den Rücken, und wer empfindlich ist, verspürt das deutlich als Dehnungsschmerz zwischen den Schulterblättern. Außerdem ist bei dieser falschen Vorgangsweise die Atmung eingeengt, es kommt zum Venenstau in den Kopf: Die Anstrengungsröte im Gesicht nach falschem Bücken.

Wenn man sich aber richtig verhält und den Rücken gerade läßt, dann schiebt sich das Becken *automatisch* nach vorne. Man spürt sofort, daß diese Art des Bewegungsablaufes viel zwangloser vonstatten geht. Man kann auch länger in der vorgebeugten Haltung mit geradem Rücken verharren, da die Atmung nun weitgehend frei bleibt.

Wie bei allen Übungen für die tägliche Bewegungspraxis empfiehlt es sich, den richtigen Bewegungsvorgang immer wieder durchzuführen. Solange, bis er unwiderruflich eingeprägt ist.

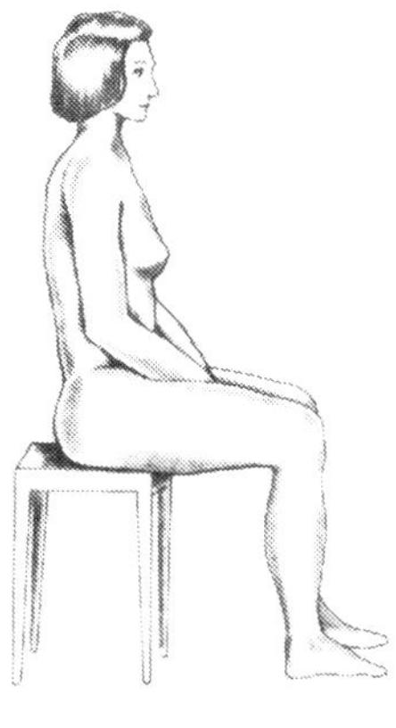

a. Ausgangshaltung am Sitz

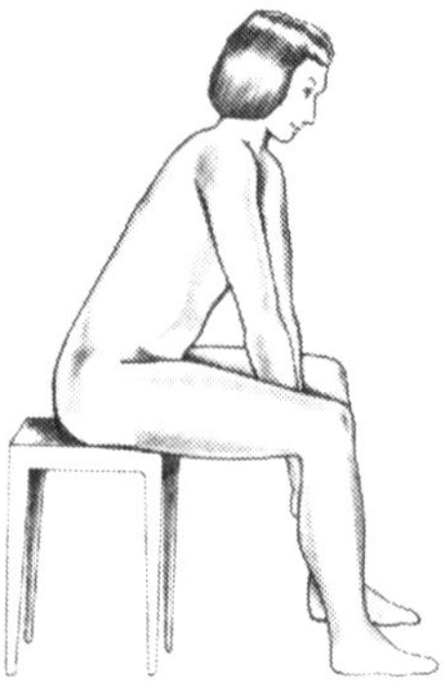

b. Den gestreckten Rücken nach vorne beugen. Dadurch schiebt sich das Becken automatisch zwischen die Beine.

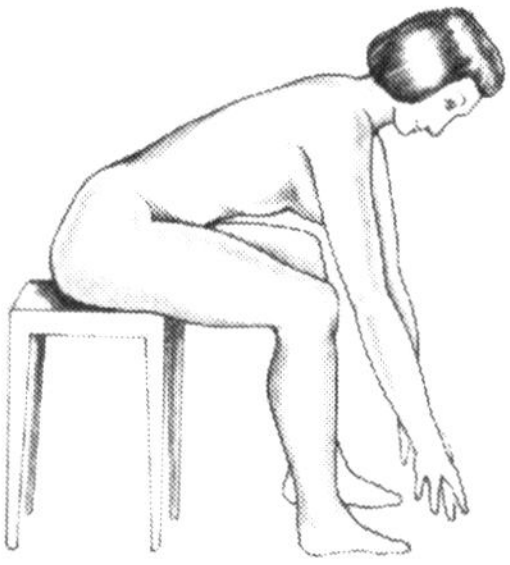

c. Bis zur Bodenberührung den Rücken gestreckt lassen.

Das Üben der richtigen Atmung

Während Hals- und Lendenwirbelsäule einen sehr großen Bewegungsspielraum besitzen, ist die Brustwirbelsäule relativ starr. An den Brustwirbeln sind die Rippen verankert, sie bilden mit dem Brustbein den Brustkorb, und das setzt einer allzu freien Beweglichkeit der beteiligten Wirbel natürliche Grenzen.
Doch sind die Brustwirbel an einer anderen Art von Bewegung beteiligt: an der Atmung. Ob diese einwandfrei und rationell vor sich geht, hängt sehr von der Haltung der Wirbelsäule, insbesondere der Brustwirbel-

säule ab. Die meisten Menschen machen hier Gewohnheitsfehler: Einnehmen einer falschen Haltung; unphysiologischer Einsatz der willkürlichen Muskulatur, was zu unnötigen Verspannungen führt; unrationeller Atemrhythmus; der Luftaustausch, den man ja willkürlich steuern kann, wird falsch dosiert, usw. Trotz der zentralen Aufgabe der Atmung kann sich der Laie schwer vorstellen, was alles in unserem Körper durch eine gute oder schlechte Atmung vorteilhaft oder nachhaltig beeinflußt wird. Der Blutchemismus, der Blutdruck, die Situation unserer Gefäße — der Hirnarterien ebenso wie der Beinvenen —, die Verdauung; Reflexzeit und Ausdauer ebenso wie das psychische Wohlbefinden. Natürlich wird auch die Wirbelsäule durch eine physiologisch richtige Atmung günstig beeinflußt.
Der deutsche Arzt Julius Parow hat sich mit diesem Problem eingehend beschäftigt und auch Übungsrichtlinien aufgestellt. In Anbetracht der Häufigkeit „schädlicher Atemgewohnheiten" bezeichnet er das Einüben der Normalatmung auch „Korrektur der Atmung". Das Einüben selbst erfolgt nach zwölf von Parow aufgestellten Regeln:

1. Mit möglichst *wenig, nicht* mit möglichst *viel* Luft üben
2. So *langsam* wie möglich einatmen (Luft mitziehen)
3. So *drucklos* wie möglich ausatmen (Luft heraus*lassen)*
4. *Nach dem Einatmen keine Pause* eintreten lassen
5. Nie so tief wie möglich ein- oder ausatmen
6. Immer mit einem *Geräusch* atmen; man läßt es entweder, wie normal an der engsten Stelle in der *vorderen* Nase entstehen, an der Zungenspitze, den Zähnen oder zwischen den Lippen. Das Geräusch muß ununterbrochen weiterlaufen und beim Ein- und Ausatmen immer den gleichen Klang haben. Während des Einatmens ist es dauernd von gleicher Stärke, beim Ausatmen wird es leiser und leiser, darf aber nie ganz abreißen.
7. Der *Brustkorb* darf sich nicht im geringsten heben und senken; das ist am Schlüsselbein sicher zu kontrollieren.
8. Die *Lenden* sollen sich beim Einatmen weich nachgebend dehnen.
9. Der *Rücken* wird möglichst gestreckt und völlig still gehalten; das ist am Kopf, der sich nicht im geringsten mitbewegen darf, leicht zu kontrollieren
10. *Schultern* entspannt lassen — durch Hängenlassen der Ellbogen
11. *Gesicht* entspannen — durch Sinkenlassen der Augenbrauen und „Weichwerdenlassen" der leicht geöffneten Lippen
12. *Zunge* entspannen — indem man sie ganz weich und breit im Mund „zu Boden" sinken läßt.

Wenn man, schreibt Parow, diese zwölf Regeln befolgt, „ist es nur eine Frage der Zeit, des ausgiebigen Übens und des dauernden aufmerksamen Kontrollierens, bis die Normalatmung zur Gewohnheit wird und schließlich automatisch verläuft!"
Die unter Punkt 6. angeführte Aufforderung, „immer mit einem Geräusch zu atmen", hat hier hauptsächlich Bedeutung für die *Übung* der Atmung.
Man atmet dann richtig, wenn die Tonhöhe des Geräusches stets gleich bleibt. Beim Einatmen soll es etwas lauter und von gleichbleibender Stärke sein, beim Ausatmen leiser und von abnehmender Stärke. Man kann durch Beobachten des Geräusches gut kontrollieren, ob die Atemübung ihren richtigen Verlauf nimmt. Der Rücken soll während der Atemübung gestreckt sein. Das ist die Haltung, wie sie bei allen Übungen für die tägliche Bewegungspraxis ebenso empfohlen wird: gestreckt und zugleich möglichst locker. Wer also bereits einen runden Rücken hat, sollte sich nicht zwingen. Er nimmt die bestmögliche Streckung ein, welche *ohne* Anspannung erzielt werden kann.
Neben einer gut entspannten Brustkorbmuskulatur sollte auch die Lendenmuskulatur betont locker sein. Erst wenn „die Lenden gut nachgeben, dehnt sich der übrige Teil des Bauchmuskelschlauches genügend aus" (Parow). Das ist für einwandfreies Atmen sehr wichtig. Der Bauch nimmt an der *physiologischen* Atmung nur passiv teil. Hilfestellung leistet er nur durch sein Entspanntbleiben, durch sein Nicht-Widerstandleisten. „Die Übung ist korrekt, wenn sich die ganze Taille spielend und ausgiebig erweitert und verengt, beim Ein- und beim Ausatmen gleich weich entspannt ist . . .". Die Lendenmuskulatur (sie ist der hintere Teil des „Bauchmuskelschlauches") ist nun bei den meisten Menschen besonders verspannt, ihr elastisches Nachgeben beim Atmen sollte also speziell geübt werden.
Eine Möglichkeit ist das Atmen in hockender Stellung oder auf einem tiefen Sitz (Hocker). Durch die angezogenen Beine wird der Lendenbereich gedehnt und läßt sich so leichter entspannen. Nach eigener Erfahrung sehr praktikabel ist auch, wenn man zwischen den Kreuz-Lendenbereich und die Lehne eines Sitzes eine Wärmeflasche schiebt. Hier bringt die Wärme zusätzlich Entspannung der Muskulatur.

Rückengerechte Paßformen des Mobilars

Im Haus und am Arbeitsplatz bahnen sich mehr Rückenschäden an als auf der Straße. „Im Bett verlegen, mit Schmerzen aufgewacht", „Beim

Bügeln ist es zwischen die Schultern geschossen“, „Bei Schleifarbeiten konnte ich mich plötzlich nicht mehr aufrichten“ ... Solche und ähnliche Aussagen hört man immer wieder; der Verfasser hört sie mehrmals täglich. Auf der freien Wildbahn der Straße passiert auch einiges, vom Schädigungsgrad her gesehen sicher das Schwerwiegendere. Von der Häufigkeit an kleineren und mittleren, jedenfalls belastenden, die Arbeitsfähigkeit einschränkenden Rückenschäden her gesehen, passiert im Haus und am Arbeitsplatz jedoch viel mehr.
Verursacher sind neben gewohnheitsmäßigen Bewegungsfehlern auch falsche Paßformen des Mobilars, ob dieses nun für die Arbeit oder für die Erholung gedacht ist.
Besonders jenes Mobilar, welches man täglich oft viele Stunden braucht, sollte durchdacht und dem Besitzer angepaßt konstruiert sein. Es soll die Form des Körpers die Form des Mobilars bestimmen und nicht umgekehrt: nämlich die Form des Mobilars die Haltung des Körpers. Es kommt dann immer nur eine Zwangshaltung heraus, welche unweigerlich früher oder später zu Rückenbeschwerden führt.
Wie man bei den wichtigsten Möbelstücken die Maße anlegt und so deren Paßform bestimmt, damit sie auch passen, ist im folgenden beschrieben.

Die richtige Sitzgelegenheit

Man unterscheidet zweckmäßig zwei Grundtypen von Sitzgelegenheiten: Solche, die reinen *Erholungszwecken dienen,* und solche, die das Sitzen am *Arbeitsplatz* rationell gestalten sollen. Dementsprechend unterschiedlich ihre Form. Gemeinsam ist beiden, daß sie dem Körper ihres Besitzers angepaßt sein sollen. Ideal wäre in jedem Fall eine Spezialanfertigung, exakt nach den Maßen des Körpers. Unsere Urgroßväter machten davon noch Gebrauch. In vielen Familien hatte jedes Familienmitglied seinen eigenen Stuhl, mittels Elle und Winkelmaß der Statur des Besitzers nachkonstruiert. Es gab sogar einen Stuhl für den Lieblingsgast des Hauses.
Umgekehrt kann ich heute noch die Maße meines Urgroßvaters an Hand eines erhaltenen Backenstuhles rekonstruieren. Dieser Urgroßvater konnte sich darin sicherlich herrlich entspannen und auch ein fallweises Nickerchen durchführen. Der Urenkel ist dem Backenstuhl davongewachsen — er würde eine Neuanfertigung brauchen.
Heute erwerben die meisten ihre Sitzgelegenheit von der Stange. Doch sollte man, ebenso penibel wie beim Schuhkauf, auf die Paßform achten.

Diese ergibt sich beim Arbeitssitz:
Aus der Länge der Unterschenkel — Höhe des Sitzes.
Aus der Länge der Oberschenkel — Länge der Sitzfläche.
Aus der Breite des Beckens — Form (Schale) der Sitzfläche.
Aus der Form und Höhe des Lendenabschnittes des Rückens — Form und Höhe der Rückenlehne, deren einzige wirkliche Funktion die einer Lendenstütze ist.
Aus der Höhe des Rumpfes — Höhe eventueller Armlehnen.
Der Arbeitssitz ist dann richtig, wenn er eine aufrechte Haltung bei geradem Rücken zwangslos erlaubt, wenn sich das Becken in Mittellage befindet — Ruhelage für freies Sitzen, weder zu weit nach vorn noch zu weit nach hinten gekippt —, wenn die Füße bei rechtwinkelig gebeugten Knien und waagrechten Oberschenkeln locker und sicher am Boden haften, sodaß in der Bein-Muskulatur weder ein Zug noch ein Druck verspürbar ist.
Die Sitzfläche sollte so modelliert sein, daß man einen Dreipunkt-Halt besitzt: Auf den beiden Sitzbeinhockern ist der größte Teil des Gewichtes gleichmäßig verteilt; zusätzlich sollte das Steißbein angelehnt werden können. Man erreicht das durch eine maßgerechte Schalenform der Sitzfläche. In der Praxis jedoch — von der Stange findet man selten die ideale Sitzfläche — wird man sich eines zusätzlichen Sitzkeiles bedienen. Erst das Anlehnen des Steißbeines an den erhöhten Keil gibt dem Becken die richtige Stellung (Abbildung a.)
Sehr wichtig ist die richtige Form der Lendenstütze. Sie sollte, wie das bei guten Autositzen der Fall ist, in die Rückenlehne einmodelliert sein, oder aber, wie bei den Bürostühlen, sollte die Rückenlehne überhaupt nur aus der Lendensützte bestehen. Alles andere ist ohnedies nur Staffage und kann sogar stören. Eine richtige Lendenstütze reicht vom hinteren Beckenkamm bis zu den hinteren unteren Rippenbögen. Wenn man sich anlehnt, sollte man spüren, daß beide, Beckenkamm und Rippenbögen, gerade noch abgesichert sind, aber nicht mehr. Gedrückt oder zusehr auseinandergezogen dürfen sie nicht sein, das würde reflektorische Muskelverspannungen nach sich ziehen. Der Lendenbereich soll wirklich seinen Halt haben. Es ist das eigentliche Zentrum des entspannten Sitzens. Er trägt die oberhalb liegenden Körperabschnitte und kann dafür sorgen, daß die an sich wenig physiologische *) Sitzhaltung im Dauergebrauch noch am geringsten schadet.

*) Derart lange Sitzzeiten, wie sie in Schulen oder im Büroberuf geradezu disziplinär gefordert werden, sind in unserem Bauplan sicher nicht einprogrammiert. Ergo müssen sie zu Schäden führen.

So gut die Haltung der Lendenwirbelsäule ist, so aktionsfrei ist man am Arbeitssitz, so unverspannt auch die Rückenmuskulatur, die ihre Kräfte nicht für unnötige Stütz- und Gleichgewichtsarbeiten verbraucht. (Abbildung b)

Wenn man sich während des Sitzens vorbeugen muß, sollte das nicht durch Krümmen des Rückens geschehen, sondern durch Verschieben des Beckens, wie bei der „Übung zum Vorbeugen aus dem Sitz" (Seite 105) beschrieben.

Muß man an einem breiten Tisch häufig auch seitlich arbeiten, sollte man einen Drehsitz benutzen, welcher sich durch Anschieben mit dem Fuß leicht in die gewünschte Richtung drehen läßt.

Sitze oder Sitzliegen zu *Erholungszwecken* weisen freiere Gestaltungsmöglichkeiten auf. Wichtig ist auch hier, daß der Rücken gerade ist und nicht durchhängt, wie bei den meisten Sonnenstühlen auf den Stränden. Es gibt Spezialanfertigungen mit verstellbaren Teilen. Vor dem Kauf sollte man genau erproben, ob sie im persönlichen Fall auch wirklich körpergerecht sind. Auch die Gelenke sollen in entspannte Ruhelage zu bringen sein. Bei einer Allzweckliege (gerade soviel sitzen, daß man auch lesen kann; genügend Rückenlage, daß man auch schlafen kann) ist ein Winkel der Knie bei 135^0 und beim Becken um 110^0 fast immer richtig. Mit Hilfe geeigneter Kissen kann man weniger ideale Liegen auf zweckmäßig adaptieren (Abbildung).

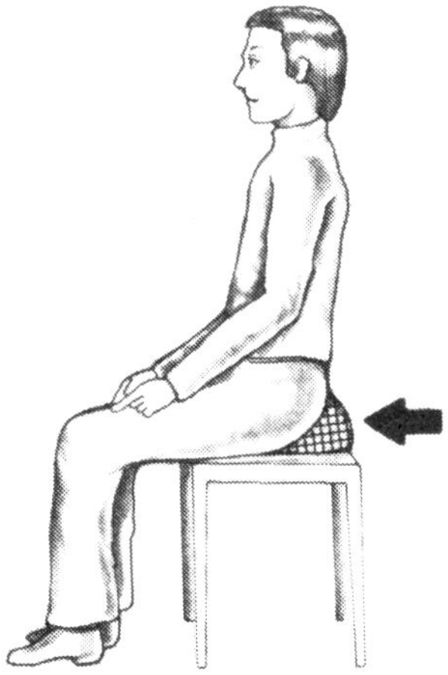

a. Wenn die Sitzfläche nicht körpergerecht modelliert ist, kann ein Sitzkeil (Pfeil) besseren Halt geben.

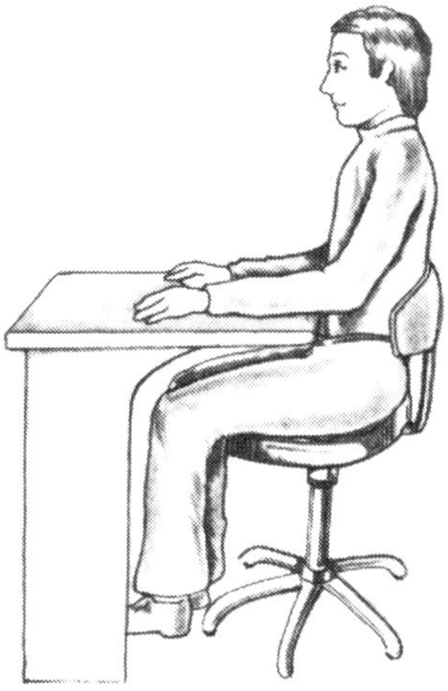

b. Ein gut angepaßter Drehsitz mit Lendenstütze, welche gut eingepaßt sein soll, kann die Schreibtischarbeit sehr erleichtern.

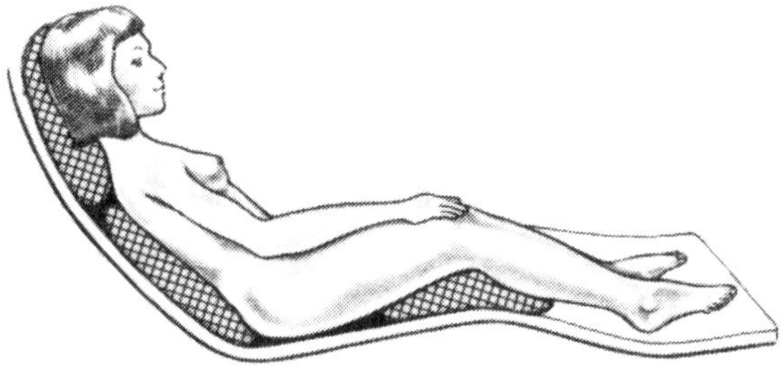

c. Sitzliegen zu Erholungszwecken sollen so konstruiert sein, daß der Rücken des Benutzers gerade gestreckt ist und die Gelenke sich in entspannter Mittellage befinden. Man kann sich mit nicht zu weichen Kissen behelfen.

Das richtige Bett

Der Erwachsene braucht im Durchschnitt acht Stunden eines möglichst ungetrübten Schlafes. Wenn die Matratzen oder der Matratzenrost eines Bettes zu weich sind, kommt es durch Durchhängen oder Abknicken von Wirbelabschnitten zu einer Fehlbelastung während des Schlafes. Die Folge: vorzeitiges Erwachen am Morgen mit Nacken-, Rücken- oder Kreuzschmerzen. Man hat sich dann, wie man es gerne nennt, „verlegen". Der Schlaf ist gestört, und die Beschwerden ziehen sich oft über Tage.

Ein Brett unter die Matratze bzw eine Matratze von festerer Konsistenz verbessern die Liegebedingungen für die Wirbelsäule gewöhnlich. Wichtig ist, daß man in Seitenlage, mit leicht angezogenen Knien, wirklich mit gerader Wirbelsäule am Bett liegt. Das Becken darf weder durchsinken noch zu stark gehoben sein, da sich sonst die Lendenwirbelsäule und die untere Brustwirbelsäule ausgleichend krümmen müssen. Das sagt nun aber, daß auch hier, wie beim richtigen Sitz, individuell vorgegangen werden sollte. Man denke nur an Frauen mit breitem Becken und zugleich oft schmaler Taille, und an Männer, welche ja schon physiologisch ein schmäleres Becken besitzen, dafür aber nicht selten einen Fettansatz an der Taille. Also wird man auch bei Ehebetten, was die Konsistenz der Matratze betrifft, getrennt vorgehen und nicht, wie meist üblich, uniformieren. Jeder Partner paßt sich seine Matratze an, die seinem Körperbau und damit seiner Wirbelsäule am genehmsten ist.

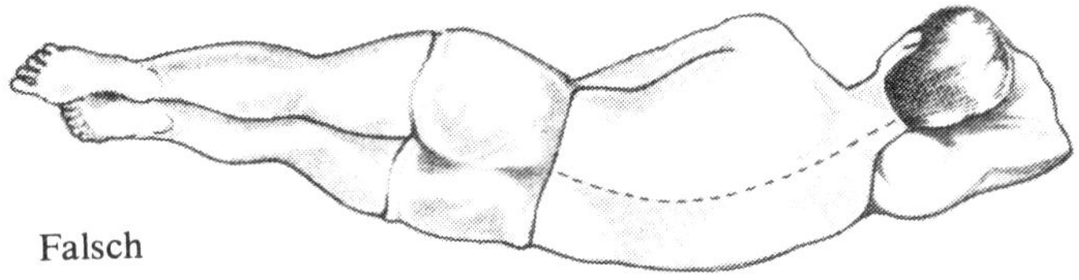

Falsch

Richtig

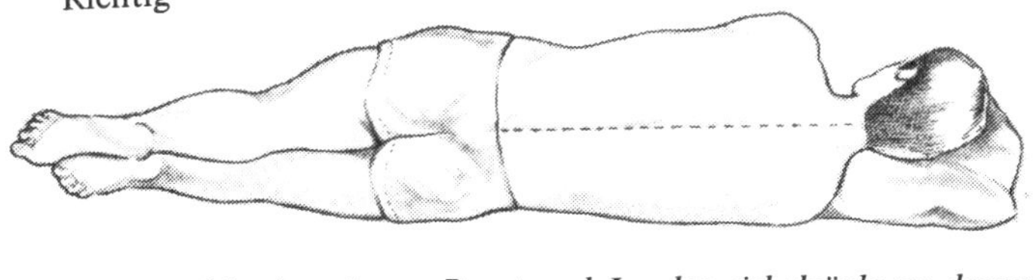

Zu weiche Matratzen (oben) zwingen Brust und Lendenwirbelsäule zu dauernder Fehlhaltung während des Schlafes. Rückenschmerzen sind eine häufige Folge.
Die richtige Matratze gestattet eine gerade Wirbelsäule, auch im Schlaf. Ihre Konsistenz ist gewöhnlich härter. Doch gibt es individuelle Unterschiede, da Beckenbreite, Taille usw von Mensch zu Mensch variieren. Vor dem Kauf ausprobieren!
Jeder Ehepartner für sich, selbst bei gemeinsamem Ehebett.

Ein besonderes Kapitel, bei dem Praxis und Theorie oft voneinander abweichen, ist das *Kopfkissen*. Man kann die richtige Höhe und Konsistenz nicht so ohne weiteres errechnen. Das liegt daran, daß nicht nur Schulterbreite, Kopfform und die verbindende Halswirbelsäule dafür maßgebend sind. Auch andere Faktoren, wie die Lage der Kopf-

und Armschlagadern, die Länge der Querfortsätze der unteren Halswirbel, der Armnervenplexus spielen eine Rolle. Wenn man einmal an ein passendes Kopfkissen gewöhnt und damit zufrieden ist, sollte man es belassen.

Im allgemeinen ist ein Kopfkissen mittlerer Konsistenz richtig: Die Außenschichten modellieren an Kopf und Schulter gut an, der Kern des Kissens aber ist fest. So herrschen während des Schlafes gleichmäßige Bedingungen. Auch ein verschiebbarer Keil kann zweckmäßig sein. Er hebt das jeweilige Kissen in die erwünschte Höhe.

Nicht selten entstehen während der Nacht Nacken- oder Kreuzschmerzen durch Unterkühlung. Dennoch ist ein gut durchlüftetes Schlafzimmer wichtig für das Wohlbefinden. Man sollte der Unterkühlungsgefahr also nicht zu sehr dadurch begegnen, daß man den Raum überheizt. Viel sinngemäßer ist es, die empfindlichen Partien, Nacken-, Schulterbereich, Kreuz usw. dünn einzucremen. Der Verdunstung der Haut durch ev. Zugluft sind so Grenzen gesetzt, und man unterkühlt nicht mehr so leicht. Jede gut haftende Kinder- oder Hautcreme erfüllt diesen Zweck.

Man sollte auch der *richtigen Höhe* des Bettes Aufmerksamkeit schenken. Sehr niedrige Betten mögen zwar dem Innenarchitekten ästhetische Freude bereiten, sie sind jedoch eine unzumutbare Belastung für die Rücken derjenigen, welche die Betten täglich machen müssen. Darüberhinaus gestalten sie das morgendliche Aufstehen besonders für ältere Menschen, die bereits unter Rückenbeschwerden leiden, viel zu schwierig. Immer wieder hört man von Patienten, die in Hotels übernachten, daß sie sich das Hotel nicht zuletzt nach der Betthöhe aussuchen. Wer bereits einen angeschlagenen Rücken hat, legt — auf Grund schmerzlicher Erfahrung — andere Maßstäbe an als ein noch Gesunder. Die richtige Betthöhe entspricht der Höhe des richtigen Sitzes. Erst dadurch wird, wie im nächsten Kapitel beschrieben, ein richtiges und für den Rücken gefahrloses Aufstehen ermöglicht.

Das richtige Aufstehen vom Bett, wenn man bereits unter Rückenschmerzen leidet

Jeder kennt das scherzhaft gemeinte Sprichwort, jemand sei am Morgen mit dem falschen Fuß aufgestanden. Tatsächlich sind die Sekunden des Aufstehens am Morgen für viele Menschen Risikosekunden, welche über das Wohlbefinden des ganzen Tages entscheiden können.

Den falschen Fuß zuerst auf den Boden setzen, dürfte ursprünglich bedeutet haben: Nun wird die Wirbelsäule genau zu jenen Ausgleichs-

bewegungen gezwungen, die man im persönlichen Fall nicht verträgt und — der Hexenschuß schießt ein.
Auch richtiges Aufstehen kann geübt und erlernt werden. Manche durch Schaden klug Gewordene haben eigene Techniken entwickelt. So wird häufig das „Herausrollen" aus dem Bett benutzt. Das der Bettkante fernere Bein wird über das dieser nähere gerollt, sodaß man schließlich mit dem Gesicht zur Bettkante neben dieser hockt und sich mit Hilfe der Arme aufziehen kann. Richtig gelingt das auch nur dann, wenn die freie Bettkante an der richtigen Seite liegt.
Sehr probat in jedem Fall ist eine Aufstehtechnik, bei der man sich, ohne die Wirbelsäule zu verdrehen oder zu krümmen, zunächst in die Sitzstellung begibt, um sich dann sachrichtig in den Stand zu erheben.
Für den ersten Teil nimmt man die Arme zu Hilfe, das Aufstehen aus dem Sitz erfolgt, wie bereits auf Seite 102 beschrieben. Die Abbildungen a—f sollen das anschaulich demonstrieren.

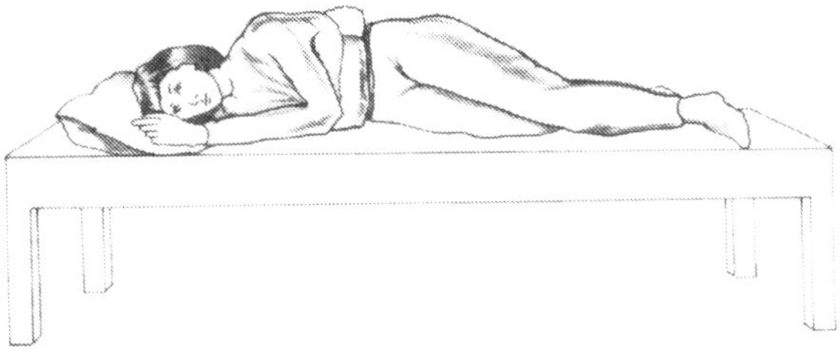

a. Nach dem Erwachen legt man sich die Arme bereit

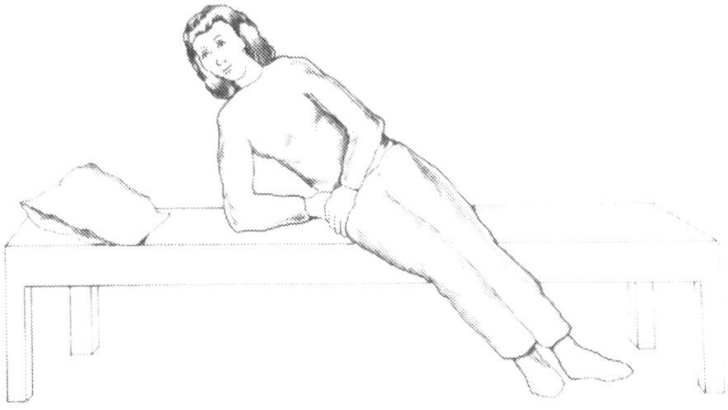

b. Aufstützen auf den matratzen-nahen Unterarm. Zugleich wird das Becken etwas gedreht, sodaß die Beine über die Bettkante ragen. Das ist wichtig, denn sonst gelingt es nicht, die Wirbelsäule während des Vorganges in gestreckter Entlastung zu halten.

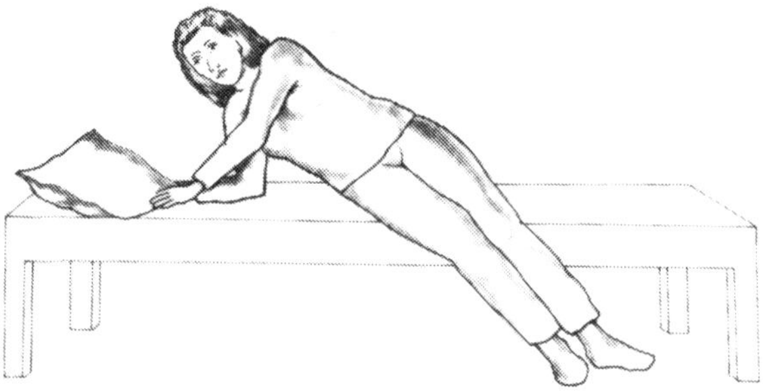

c. Der zweite Arm unterstützt. So kann sich der erste besser strecken.

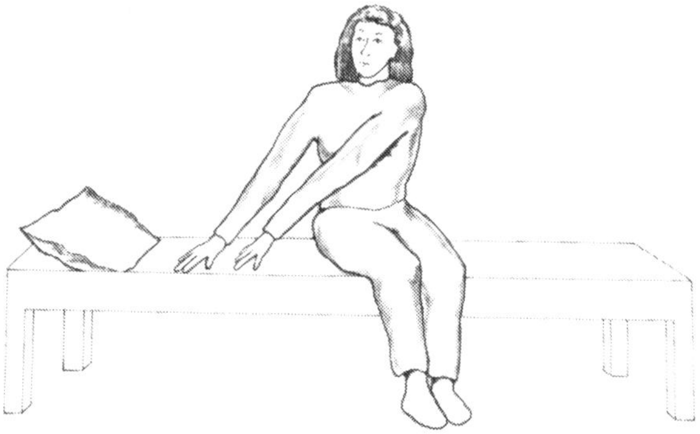

d. Nun sitzt man auf der Bettkante, welche die richtige Höhe (Sitzhöhe) haben sollte.

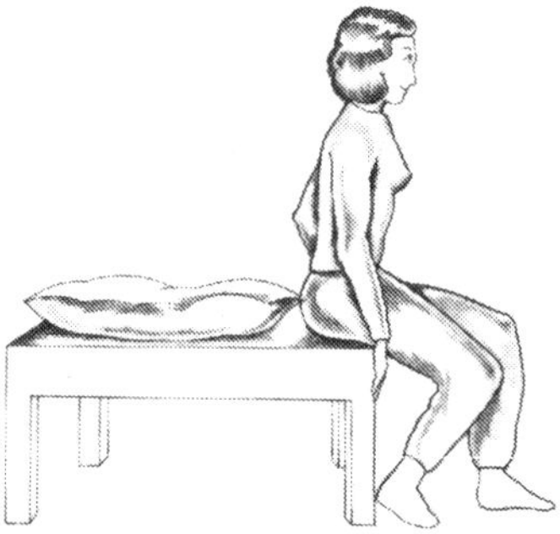

e. Nun wird ein Bein zum „Starten" zurückgesetzt. Dieses Bein soll die Wirbelsäule, ohne daß man deren gerade Haltung ändern muß, in den Stand schieben.

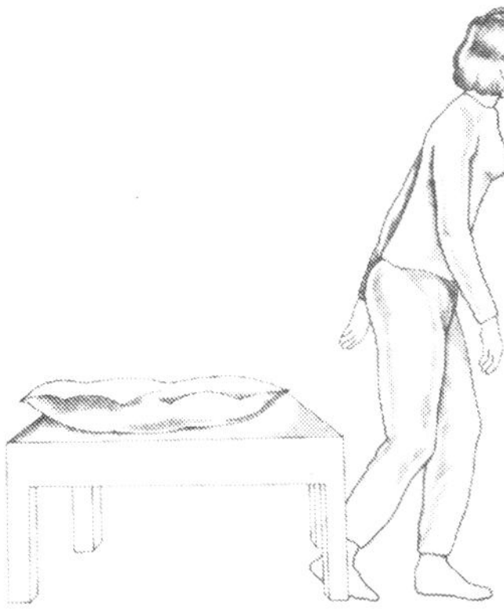

f. Der Stand ist erreicht. Verlagerung des Gewichts auf das andere Bein. Während des ganzen Vorganges mußte die Wirbelsäule kein einzigesmal gekrümmt werden. Und das ist bei bestehenden Rückenschmerzen das wichtigste.

Stehen am Arbeitstisch

Stehende Arbeiten an einem zu niedrigen Tisch erfordern eine vorgebeugte Haltung. Es kommt zu Verspannungen im Rückenbereich, und die Druckbelastung der Bandscheiben im Lendenbereich ist erhöht: durchschnittlich 140 kg nach Untersuchungen von Nachemson und Morris.

Ein Arbeitstisch, der eine aufrechte Haltung ermöglicht, belastet die Rückenmuskulatur bei weitem nicht so sehr: Die Druckbelastung der Bandscheiben im Lendenbereich ist nun bei 90 kg.

50 kg an Dauerbelastung mehr oder weniger sind für unsere Lendenwirbelsäule mit ihren Bandscheiben, welche zu den besonders anfälligen Gebilden unseres Körpers zählen, ein gewaltiger Unterschied. Man sieht ein, daß richtig oder falsch eingelernte Arbeitsplatzgewohnheiten für die Gesundheit, sogar für die Volksgesundheit, von größter Bedeutung sind. Der Meister müßte das dem Lehrling schon beibringen, wobei zu bedenken ist, daß der Arbeitstisch, der dem Meister paßt, noch lange nicht auch für den Lehrling geeignet ist. Wo es technisch möglich ist, sollte man in der Höhe verstellbare Arbeitstische benutzen. Die Mehrkosten sind durch das Weniger an Krankenständen bald aufgewogen.

Die richtige Tischhöhe für Arbeiten im Stehen läßt sich leicht ermitteln: Die Tischfläche wird bei aufrechtem Stand und geradem Rücken mit der Handfläche voll berührt — bei in den Schultern locker hängenden Armen und mit gestrecktem Ellbogen (Abbildung a.). Das gilt für die Höhen üblicher Werkzeuge als Faustregel. Für Bügeleisen, Kochtopf

mit Kochlöffel, Hobel, Schraubenzwinge usw. Bei der Arbeit selbst sind dann die Ellbogen locker abgewinkelt, bei — das ist immer das wichtigste — geradem Rücken (Abbildung b.)
Bei niedrigeren und höheren Werkzeugen variiert man die Höhe der Tischflächen entsprechend.
Für Schreibarbeiten im Stehen braucht man eine höhere Arbeitsfläche. Hier gilt die Regel: Die Unterarme sollen in ihrer ganzen Länge auf die Arbeitsunterlage aufliegen können — bei völlig lockeren Schultern und geradem Rücken (Abbildung c.)
Stehpulte für Schreibarbeiten sind zu Unrecht außer Kurs gekommen. Die Dauerbelastung der Wirbelsäule ist beim Stehen eine andere als beim Sitzen. Deshalb empfiehlt Prof. Oldenkott Menschen, welche tagein tagaus schreiben müssen, nach Möglichkeit zu wechseln. Vom Schreibtisch zum Stehpult und zurück: „Das Stehpult ist geeignet, als Ausgleich bei einem Wechsel zwischen sitzender und stehender Tätigkeit zu dienen.“ Zumindest jener, der am Rücken anfällig ist, sollte überdenken, ob er sich diese Möglichkeit verschaffen kann.

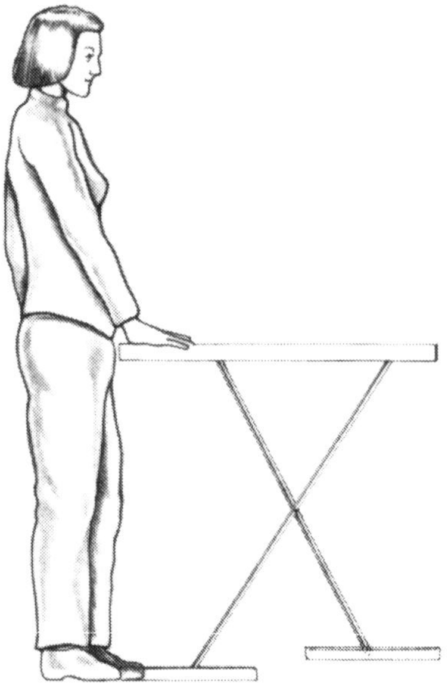

a. Bei aufrechtem Stand und geradem Rücken soll die Handfläche – gestreckter Ellbogen – auf der Arbeitsfläche des Tisches aufliegen. Das gilt für übliche Werkzeuge.

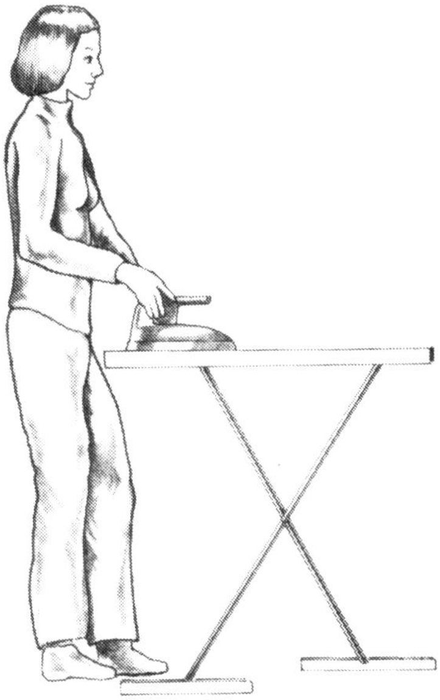

b. Bei der Arbeit mit üblichem Werkzeug ist der Ellbogen richtig gebeugt. Der Rücken ist gerade.

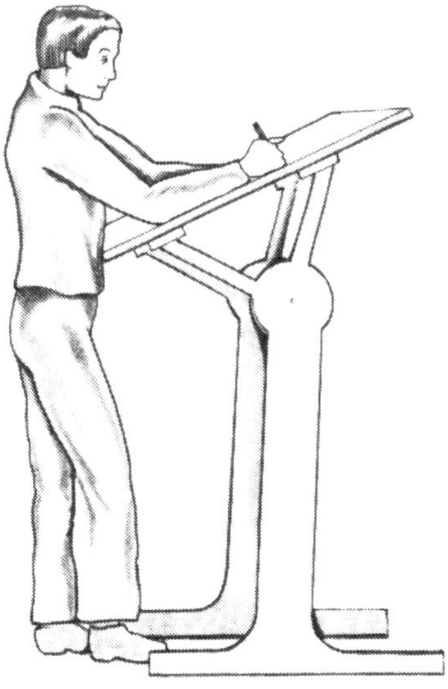

c. Schreibpult-Höhe: Die Unterarme sollen, bei geradem Rücken und lockeren Schultern, in ihrer ganzen Fläche auf der Arbeitsunterlage aufliegen können.

Varianten der Ring-Basen-Kost als Diät und Normalernährung bei Rückenbeschwerden *)

Die Forderung nach dem „Basenüberschuß“ in der Ernährung wurde von Ragnar Berg, einem in Schweden geborenen, aber in Deutschland arbeitenden und in deutscher Sprache schreibenden Wissenschafter (der physiologischen Chemie) erstmals exakt formuliert. Die Anfänge seiner Arbeiten — „die größten jemals ausgeführten Stoffwechselversuche“, schrieb damals M. Vogel — lagen noch vor dem Ersten Weltkrieg. Seine Ergebnisse in den wesentlichen Punkten:

1. Bei *basenreicher Ernährung* „geschieht die Ausnützung der zugeführten Nährstoffe in bestmöglicher Weise“.
„Die Schlackenbildung wird durch bessere Verbrennung vermindert“.
„Die Schlackenausfuhr wird erleichtert“.
„Die Kraftausbeute wird vermehrt und damit der Nahrungsbedarf vermindert“.

Dagegen:
2. Bei *säurereicher Ernährung* „erfolgt die Ausnutzung der Nährstoffe unter Schlackenbildung“.
„Unter Verminderung der Möglichkeit zur Ausfuhr der Schlacken“.
„Die Schlacken geben teils Veranlassungen zu verschiedenen Krankheiten (des Stoffwechsels), teils vermindern sie die Kraftausbeute aus der Nahrung und vermehren damit den Bedarf an Nahrung.“

Man kann die uns zur Verfügung stehenden Nahrungsmittel nach mehreren Gesichtspunkten einteilen: Ob sie tierischer oder pflanzlicher Natur sind, nach ihrem Vitaminmuster, ihrem Eiweißmuster, ob sie lang- oder kurzkettige Kohlenhydrate enthalten usw.

Hier ist ein anderes Moment als Berechnungsgrundlage für die Zusammensetzung einer täglichen Ernährung aufgerollt — die Einteilung der Nahrungsmittel in solche, die basenüberschüssig sind, und in säureüberschüssige. Es zeigt sich, daß gerade diese Einteilung, wenn man sich mit ihr einmal angefreundet hat, ausgesprochen einfach in die tägliche Küchenpraxis umsetzbar ist. Ob in einem Nahrungsmittel ein

---

*) Wie der Punkt Koun Lun (Seite 21) ist auch die Ring-Basen-Kost nach einem Berg benannt: Nach dem Ring-Kogel bei Hartberg in der Steiermark/Österreich. Dort befindet sich das Kurzentrum, in dem diese Kost mit ihren Varianten praktiziert wird.

„Basen-“ oder „Säureüberschuß“ besteht, ist in erster Linie abhängig von der Art der Mineralstoffe, die darin vorkommen.
Wenn die *metallischen* Mineralstoffe wie Natrium, Kalium, Calzium, Magnesium, Eisen usw. überwiegen, besteht in einem Nahrungsmittel ein Basenüberschuß.
Wenn die *nichtmetallischen* Mineralstoffe, wie Phosphor, Schwefel, Chlor usw. überwiegen, besteht in einem Nahrungsmittel ein Säureüberschuß *).
Ragnar Berg hat seinerzeit in mühseliger Kleinarbeit alle verfügbaren Nahrungsmittel daraufhin untersucht. Ein Teil seiner Ergebnisse allerdings hat der Nachprüfung mit modernen Methoden nicht standgehalten. So reihte Berg die Hülsenfrüchte, wie Bohnen, Erbsen, Linsen, unter die säureüberschüssigen Nahrungsmittel, ebenso die Knospen — Artischockenböden, Spargelspitzen, Rosenkohl usw. — neuere Ergebnisse haben aber gezeigt, daß auch die Hülsenfrüchte und die Knospen tatsächlich basenüberschüssig sind. Das Ganze ist dadurch vereinfacht worden, da es nun weniger Trennlinien innerhalb vergleichbarer Nahrungsmittelgruppen gibt als nach den Ergebnissen von Berg.

Es sind basenüberschüssig:
Alle Gemüsearten: Blatt- und Kohlgemüse, Sprossengemüse, Gemüsefrüchte, Knollen (Kartoffel), Wurzeln, Rüben, Zwiebeln.
Alle Obstsorten, auch Südfrüchte und *alle* Beeren.
Alle Hülsenfrüchte, auch die Sojabohne.
Alle Pilze.

Es sind säureüberschüssig:
Alle Getreidearten: Weizen, Roggen, Hafer, Gerste, Reis, Mais, Hirse, Buchweizen. Ebenso alle Getreidemehle, ob Vollmehl oder Feinstmehl, alle Brote, Teigwaren und anderen Nahrungsmittel auf Getreidebasis.
Alle Samen.
Alle direkt-tierischen Produkte: Fleisch- und Wurstwaren, Fische, Weichtiere (Muscheln, Schnecken), Krustentiere (Krabben, Hummer) sowie alle Eier.

*) Die hier gemeinten Basen und Säuren kommen in den Nahrungsmitteln nicht frei vor. Sie werden erst während ihrer Verarbeitung in den Zellen freigesetzt und auch das nur für kürzeste Zeit, denn sie müssen, da sie im freiem Zustand giftig sind, sofort neutralisiert werden.
Die Basen werden durch die immer vorhandene Kohlensäure leicht neutralisiert. Schwierigkeiten gibt es bei der Neutralisierung der Säuren. Aber nur dann, wenn zu wenig Basen aus der Nahrung vorhanden sind. Dann müssen, um den Blut- und Zellchemismus konstant zu halten, komplizierte körpereigene Mechanismen einspringen. Die Arbeit wird unrationell, und es entstehen Schlacken.

Nahezu neutral sind:
Alle pflanzlichen Fette und Öle.
Milch und Milchprodukte. Die *Milchsorten* (Vollmilch, Magermilch, Buttermilch, Sauermilch, Molke, Yoghurt, Kefir usw.) sind leicht basenüberschüssig. Die meisten *Käsesorten* leicht säureüberschüssig.
Butter ist leicht säureüberschüssig.
Man braucht die Milch und ihre Produkte nicht in Rechnung zu stellen.

Uneinheitlich sind die Nüsse:
Walnüsse, Erdnüsse und Paranüsse sind säureüberschüssig.
Haselnüsse und Mandeln basenüberschüssig.
Wegen der geringen Mengen, die man an Nüssen üblicherweise am Tag verzehrt, braucht man auch sie nicht in Rechnung zu stellen.
Die obige Einteilung (nach „Wissenschaftliche Tabellen Geigy") erscheint verbindlich. Man findet aber in einer Reihe von einschlägigen Büchern noch die alten Originaltabellen von Ragnar Berg. Da diese, wie erwähnt, überholt sind, sollte man sie für ein Umsetzen in die Praxis nicht verwenden.
Ein weiterer Gedankengang von Berg aber ist gerade für den am Rücken, an den Wirbeln und an den Bandscheiben Leidenden von Bedeutung. Wenn nicht genug Basen zur Absättigung der Säuren aus der Nahrung vorhanden sind, lagern sich diese an Eiweißbruchstücke an, welche nicht harnfähig sind. Das heißt, sie *können* gar nicht ausgeschieden werden. Der Körper muß sie behalten, als Schlacken. Diese „sauren Stoffwechselschlacken" aber werden vorwiegend vom Bindegewebe, von den Knochen und den Knorpeln des Körpers aufgenommen. Solche Schlackendepots stören dann Struktur und Funktion von Knochen, Gelenken und Bandscheiben.
Führt man jetzt eine basenreiche Kost zu und vermindert man zugleich den Eiweißgehalt der Nahrung, so werden diese Schlacken „massenhaft mit dem Harn ausgeschwemmt und der Organismus dadurch gereinigt".

In der Praxis wird der Rückengeschädigte in zwei Stufen vorgehen:
1. *Abbau* bestehender Schlacken durch *betonten* Basenüberschuß bei gleichzeitiger Beschränkung der Eiweißzufuhr. Oft wird auch eine Kalorienbeschränkung angebracht sein. Es eignet sich eine Variante der Ring-Basenkost, bei der die *Entschlackung* forciert wird.
Als *Diät* für 2—4 Wochen.
2. Anschließender *Aufbau* der Strukturen. Man könnte es so ausdrücken: Die nach der Entschlackung freigewordenen Positionen in

Bändern, Knochen, Bandscheiben usw. sollen mit hochwertigem Material besetzt werden. Weiterhin *ausreichender* Basenüberschuß in der täglichen Ernährung — um nicht neuerlich Schlacken entstehen zu lassen —, aber auch auf die Zufuhr wichtiger „saurer" Mineralien, wie Phosphor und Schwefel, wird jetzt geachtet. Mit der Eiweißzufuhr paßt man sich der WHO-Norm an.

Man benutzt eine Variante der Ring-Basenkost, bei der der *Aufbau* forciert ist. Diese ist ident mit einer empfehlenswerten *Normalernährung.* Man kann sie laufend weiterpraktizieren.

Die Berechnung des Basenüberschusses in der Praxis ist einfach, da man sich nach Gewichtsverhältnissen orientieren kann.

a. Bei der Variante mit Betonung „Entschlackung" sind die Gewichtsmengen der benützten Körner (sauer) in ein richtiges Verhältnis zu den Gewichtsmengen der benützten Gemüse und Obstsorten (basisch) zu bringen.

1 Gewichtsteil Körner: 4 Gewichtsteile Gemüse und Obst

Die während dieser Variante mäßig eingesetzten Milchprodukte spielen bezüglich Basen/Säuren keine Rolle.

Ebensowenig geringe Mengen an Nüssen.

Die direkttierischen Produkte Fleisch, Fisch, Eier usw. (alle mit Säureüberschuß) werden während dieser Variante ausgeschlossen.

b. Bei der Variante mit Betonung auf „Aufbau" kommt die Einrechnung direkttierischer Produkte hinzu.

1 Gewichtsteil Körner + direkttierische Produkte: 3 Gewichtsteile Gemüse und Obst

Während dieser Variante sollte man von Milchprodukten erweiterten Gebrauch machen, ebenso von Nüssen. In die Basen-Säure-Überlegungen aber braucht man sie nicht einzurechnen, da die durchschnittlichen Überschüsse zu gering sind. Schließlich ißt man die gering säureüberschüssigen (Hart-) Käsesorten nicht in Mengen, die eine Einrechnung notwendig machen würden.

Unter Gewicht ist folgendes gemeint:

Bei den Körnern und den getrockneten Hülsenfrüchten — die ersten sind säureüberschüssig, die zweiten basenüberschüssig — gilt das *Trockengewicht.*

Bei allen anderen Nahrungsmitteln das *Frischgewicht.* Also bei Fleisch, Fisch, Muscheln, Eier (alle sauer) der eßbare Frischanteil.

Bei den Gemüse- und Obstsorten das Markt- bzw. das Erntegewicht. Ebenso bei den Pilzen.

Auch die frischen Hülsenfrüchte, wie grüne Bohnen, zählen hierher (alle basisch).

Es gibt Feinheiten, die nicht wesentlich ins Gewicht fallen, da ihr Plus/Minus einkalkuliert ist.

So haben die unter der Erde wachsenden Gemüsesorten einen höheren Basenüberschuß als die über der Erde wachsenden. Das soll aber nicht dazu verführen, die letzteren zu vernachlässigen.

Die direkt-tierischen Produkte haben einen höheren Gehalt an Säuren als die Körner. Aber auch nur im groben Schnitt. Eine echte Blutwurst etwa, die wirklich nur aus Blut hergestellt ist, kann sogar gering basisch sein, weil Blut, im Unterschied zu Fleisch, basenüberschüssig ist.

Bei den Folgeprodukten der Körner hängt der tatsächliche Säurewert (per 100 g) vom Wassergehalt des Produktes ab:

Trockenbrote wie Knäckebrot oder Zwieback und Teigwaren, sämtliche Mehle, Grieße und Flocken haben unter 10 % Wassergehalt. Sie sind so zu berechnen wie die Körner.

In Frischbroten (bis 40 % Wassergehalt) befindet sich erst in ca 150 g soviel Säureüberschuß wie in 100 g des Kornes, aus dem es gewonnen wurde. Von Frischbroten kann man also mehr in die Waagschale legen.

In Ernährungsfragen sollte man allerdings — solange es keine dringende Notwendigkeit dafür gibt — kein Sklave der Waagschale werden. Vielleicht daß man sich einmal Vergleichsmengen an Körnern, Gemüsen usw abwiegt, um die Anhaltspunkte für Schätzungen zu haben. Im Hausgebrauch genügen dann die groben Schätzungen.

Die entschlackende Variante

Man führt sie zweckmäßig als Kur von etwa 2—4 Wochen Dauer durch. Die Kostform selbst ist lactovegetabil, eine Milch-Pflanzenkost, wobei auch die Milchprodukte eher bescheiden eingesetzt werden.

Angestrebt wird:

1. Betonter Basenüberschuß
2. Beschränkung der Eiweißzufuhr

Dadurch sollen bestehende Schlacken gelöst und zur Ausscheidung gebracht werden. Darüber hinaus aber soll die Kost möglichst reich an Vitalstoffen sein. Man benützt also *vollwertige* Produkte. Das Korn als Vollkorn und die Gemüsesorten möglichst erntefrisch bzw als hochwertige Gärgemüse.

So wenig als möglich verkochen! Besonders bei den Gemüsesorten gehen gute Teile der Basen an das Kochwasser verloren. Kartoffeln nur in der Schale kochen oder in der Folie braten. Das verhindert Verluste. In vielen Fällen wird es zweckmäßig sein, auch die Kalorienmenge zu beschränken. Das gelingt um so leichter, je mehr man von Rohkost Gebrauch macht.

Eine auf 1500 Kalorien (= ca 6300 Joules) ausgelegte Tageskombination wäre:

200 g Körner = ca 300 g Frischbrot
800 g Gemüse + Obst
250 g Trinkmilchsorten (Vollmilch, Sauermilch, Buttermilch, Yoghurt, Kefir usw)
30 g hochwertiges, naturbelassenes Kern-, Keim- oder Samenöl (Distel-, Lein-, Maiskeim-, Sonnenblumen-, Kürbiskernöl usw.)

Bei dieser Kombination ist der *Basenüberschuß* betont genug: mindestens 40 sogenannte Verbindungsgewichte.
Zum Vergleich: Etwa 25 hält Berg für ausreichend bei einer *täglichen* Ernährung. Diesen Wert werden wir bei der aufbauenden Variante der Ring-Basenkost anstreben.
Der Eiweißgehalt ist bei dieser Kombination unter 45 g/Tag. Das ist nur etwa ein Drittel weniger als der von der Weltgesundheitsbehörde (WHO) errechnete „mittlere tägliche Bedarf für gemischte Eiweißzufuhr" eines durchschnittgewichtigen Erwachsenen, der keine Schwerarbeit leisten muß: 0,8 g pro kg Körpergewicht.
45 g im Tag sind aber immer noch mehr als das sog. Eiweiß*minimum,* welches mit ca 35 g angegeben wird. Man geht also für die Dauer der Diät kein Risiko ein.
Dieser an sich geringe Grad an Eiweißreduktion genügt, um Verklebungen besonderer Art, das sind die durch Eiweiß-Überfütterung hervorgerufenen Verstopfungen der Basalmenbran, eine elektronenmikroskopisch kleine, aber für Austauscharbeiten wichtige bindegewebsartige Struktur, zu lösen.
Die 30 g hochwertiges Kern-, Keim- oder Samenöl sind unerläßlich. Man sollte auf sie nicht verzichten, in der Absicht etwa, Kalorien einzusparen. Sie bringen die wichtigen mehrfach ungesättigten Fettsäuren (Polyensäuren, Vitamin F). Der Körper braucht sie besonders, wenn er gefordert wird. Das ist bei einer Entschlackung ebenso wie beim Aufbau der Fall.

Man verwendet sie am besten für das Anrichten der Rohkost. 30 g sind ca. zwei bis an den Rand gefüllte Eßlöffel.
Die Trinkmilchsorten sind austauschbar. Sie sind hier deshalb beschränkt, damit sie nicht die täglichen Eiweißmengen zu sehr anheben. Für die meisten Trinkmilchsorten gilt ein Viertelliter (250 g). Der Eiweißgehalt nämlich ist, ob Voll- oder Magermilch, Sauermilch, Buttermilch, fettes oder mageres Yoghurt, Kefir usw. immer gleich: ca 8 g in einem Viertelliter.
Eine beachtenswerte Ausnahme ist die *Molke.* Sie enthält jene 8 g Eiweiß, welche wir — aus Milchprodukten — während dieser Kur nicht überschreiten wollen, erst in über einem Liter. Vorausgesetzt, es handelt sich um Normal-Molke und nicht um eine mit Eiweiß angereicherte.
Da nun Molke für sich allein eine beachtliche entschlackende Wirkung hat, kann man sie hier besonders gut einsetzen.

200 g Körner = ca 300 g Frischbrot
800 g Gemüse + Obst
4 x ein Viertelliter Molke, verteilt auf den Tag
30 g naturbelassenes Kern-, Keim- oder Samenöl.

Frischmolke vom Bauernhof ist nicht gut geeignet, da sie in der Nacht gewonnen, bis Mittag verdirbt. Man bevorzugt stabilisierte Molken von den Molkereien. Durch besonders schonende Behandlung besitzen diese praktisch Frischqualität.
Das Verhältnis zwischen den Gemüse- und Obstsorten wird zweckmäßig zugunsten der Gemüsesorten angelegt.

Eine brauchbare Verteilung:
500 g Gemüsesorten und 300 g Obstsorten.
Der Grund: Gemüsesorten enthalten langkettige Kohlenhydrate, die Obstsorten kurzkettige = einfache Zucker. Wenn man von letzteren zuviel auf einmal ißt, können sie, nach etwa zwei Stunden unerwünschten Hunger verursachen. Unerwünscht zumindest bei einer Reduktionskost. Man nutzt die oben angegebenen ca 300 g, verteilt sie aber gut auf den Tag.
Manche Leser werden durch größere Rohkostmengen überfordert sein. Dann empfehlen sich Gemüse- oder Obst-Frischpreßsäfte. Diese haben immer noch einen höheren Basenwert als ausgekochtes Material.

Entfernt sind bei der Saftherstellung lediglich die Faserstoffe, die eben manche auf Anhieb nicht in größeren Mengen vertragen.
Nach Ragnar Berg enthält der natürliche Saft der Gemüse und Früchte das *beste* basische Nährsalzgemisch. Man sollte also auch davon Gebrauch machen.

Die aufbauende Variante

Sie entspricht einer empfehlenswerten Normalkost, kann also unbegrenzt lange durchgeführt werden. Die Kost soll vollwertig sein, den Körper mit jedwedem notwendigen Material versorgen, zugleich aber so ausgewogen sein, daß nicht neuerliche Schlacken entstehen.
Die Aufschlüsselung der Energieträger in der Nahrung soll den Empfehlungen der akademischen Ernährungsphysiologie entsprechen (für normalkalorische Ernährung [1])):
12% der zugeführten Energie aus Eiweiß
30% aus Fetten
58% aus Kohlenhydraten

In einer Feineinteilung wird weiter empfohlen:
Den *Eiweißbedarf* teilweise aus tierischen Produkten zu decken, zumindest aber auch aus Milch und Eiern. (ovo-lactovegetabile Kost)

Die Fette wie folgt zu unterteilen:
Nicht *mehr* als ein Drittel gesättigter Fettsäuren (vorwiegend in tierischen Fetten, gehärteten Pflanzenfetten).
Ein Drittel einfach ungesättigter Fettsäuren (kommen in allen Fetten zu einem gewissen Prozentsatz vor. Prominentester Vertreter: Olivenöl, enthält sie zu 80%).
Nicht *weniger* als ein Drittel mehrfach ungesättigter Fettsäuren (Polyensäuren, in hochwertigen Kern-, Keim- und Samenöl, ferner in Nußölen und hochwertigen Margarinen).

---

[1]) Das Verhältnis 12:30:58 gilt nur für Ernährungen, die auf Energiegleichheit ausgerichtet sind, wenn man täglich ebensoviel zuführt, wie man verbraucht. Bei Abmagerungs-, aber auch bei Mastdiäten gelten andere Gesetze. Das liegt an der ungleichmäßigen Verteilung der prinzipiell lebensnotwendigen (essentiellen) Nährstoffe in den einzelnen Nahrungsmitteln, ist aber auch eine rechnerische Angelegenheit. So sind 20% Eiweiß in 1000 Kalorien weniger Gesamteiweiß als 12% in 2400 Kalorien.

Die Kohlenhydrate wie folgt zu unterteilen:
Dreiviertel langkettige Kohlenhydrate (in Körnern und Gemüsen).
Ein Viertel einfacher Kohlenhydrate (in Obst, Beeren, Honig, Zucker).

Die Empfehlungen entsprechen den Überlegungen des *Senate Select Committe on Nutrition and Human Needs.*
Alle diese Punkte werden bei einer aufbauenden Variante der Ring-Basenkost eingehalten, doch kommen zwei weitere Maßstäbe hinzu:
— Der Basenüberschuß in der täglichen Ernährung und
— die Betonung der Vitalstoffzufuhr.
Der Basenüberschuß wird dadurch erreicht, daß man jeden Gewichtsteil direkttierischer Produkte + Körner durch drei Gewichtsteile Gemüse + Obst abdeckt.
Die Betonung der Vitalstoffzufuhr wird dadurch erreicht, daß man möglichst hochwertiges, naturbelassenes Material verwendet. Im eigentlichen Kurbetrieb auch nur Material aus biologischem Anbau.
In der Praxis, vor allem in der häuslichen Praxis, ist die Erstellung einer aufbauenden Kost mit Basenüberschuß dann mit den geringsten Problemen belastet, wenn man *alle* Nahrungsmittel miteinbezieht. Fleisch, Fisch, Eier, Milchprodukte, Körner, Gemüse und Obst. Es gäbe, wollte man zum Beispiel die direkttierischen Nahrungsmittel ausschließen, zwar auch Möglichkeiten, zugleich aber Komplikationen, deren Lösung schon einiges an Fachwissen voraussetzt.
Einige wenige, aber sehr wichtige Nährstoffe kommen wirklich rationell nur in direkt-tierischen Produkten vor:

Der Vitamin B 12 — Tagesbedarf (2 Mikrogramm) ist enthalten in:
1 Eidotter
5 g Kalbs-, Rinder- oder Hammelleber
10 g Austern, Steckmuscheln
15 g Schweineleber
20 g Hering, Makrelen, Sardinen
20 g echter Blutwurst
100—150 g durchschnittlichem Fleisch und den übrigen Fischsorten

Aber erst in:
1 Liter Kuhmilch,
8 Liter Ziegenmilch.

In pflanzlichen Nahrungsmitteln kommt Vitamin B 12 nicht vor. Nur in manchen Gärgemüsen wird es während des Gärprozesses gebildet. Bei

der Sojabohne etwa. Doch müßte man viel zu viel Sojabohnen-Eiweiß mitessen, um daraus den Vitamin-B-12-Bedarf zu decken.
Auch in Bierhefe und Algen, sonst beste Vitamin-B-Träger, ist das Vitamin B 12 erst in Mengen enthalten, die für die Küche nicht mehr praktikabel sind. Diese beiden Produkte aber werten, wegen ihres sonstigen Reichtums an Nährstoffen, jede tägliche Kost beachtlich auf.
Ein anderer wichtiger Nährstoff, der in tierischen Nahrungsmitteln konzentierter vorkommt als in Pflanzen, ist das Zink. Überdies kann ihn unser Körper aus Pflanzen schlecht herauslösen.
Deshalb „erleiden Vegetarier eher einen Zinkmangel als Fisch- und Fleischesser" (E. Cudlipp). Auch Brown und Osis berichten über Zinkmangelerscheinungen bei Vegetariern. Die Bedeutung des Spurenelementes Zink aber besteht unter anderem in der Förderung von Aufbauarbeiten: Wachstum bei den Kindern und Heilvorgänge beim Erwachsenen.
Es gibt noch eine Reihe anderer Gründe für den gezielten Einsatz der direkt-tierischen Produkte bei einer aufbauenden Ernährung, überhaupt bei jeder Normalkost. Der wichtigste ist: Ihr gänzliches Weglassen ist wohl bei jeder Diät, die auf Entschlackung zielt, von Vorteil. Bei einer Aufbau- bzw. Normalkost führt ihr Verzicht zu Komplikationen: Alles wird umständlicher.
Nun sind die Mengen an direkt-tierischen Produkten, welche eine aufbauende Ernährung mit einem Schlag problemlos machen, sehr bescheiden.
Im Durchschnitt 100 g Fleisch oder Fisch im Tag + fallweise 1 Ei.
Mehr ist Luxus. Ab etwa der doppelten Menge täglich läuft man Gefahr, daß sich neuerlich Schlacken bilden. Außerdem gibt es dann Schwierigkeiten bei der Erzielung des Basenüberschusses.

Wenn man nun alle genannten Punkte zusammenfaßt, ergeben sich folgende Richtlinien für eine normalkalorische Basenkost mit Betonung auf „Aufbau":

100 g Fisch oder Fleisch
250 g Milch bzw. die entsprechenden Mengen der daraus gewonnenen Folgeprodukte, das wären 70 g Quark (Topfen) oder ca 40 g Magerkäse.
250 g Körner (Vollkorn)
800 g Gemüse, Pilze
300 g Obst, Beeren

30 g Kern-, Keim-, Samenöl
20 g Butter oder hochwertige Margarine
10 g Kochmargarine, Pflanzenfette, auch rohes Schweineschmalz
Dazu als Aufwertung je ca 5 g Bierhefe (Brauereitrockenhefe) und ca 5 g Trockenalgen. Letztere bringen Spurenelemente, wie sie in Binnenländerprodukten oft fehlen. Man kann beide zum Überstreuen von Salatplatten verwenden.
Gelegentlich ein Ei. Von allen Nahrungsmitteln besitzt es den höchsten Gehalt an Methionin, einem sehr wichtigen Eiweißstoff.
Gelegentlich auch kleine Mengen Tierleber; ebenso Krabben oder Muscheln, sofern man einwandfreies Material — frisch von der See — erhält. Sie weisen den weitaus höchsten Zinkgehalt aller Nahrungsmittel auf.
Nüsse und Kerne werten ebenfalls schon in kleinen Mengen auf: Vitamin E und Vitamin B 6 in der Walnuß, Magnesium in den Pinienkernen, Mangan in der Edelkastanie sind Beispiele für besonderen Gehalt.
Extrem sind die basischen Mineralien in manchen Gewürzen vorhanden.
Einige Beispiele für Kalium, Calzium, Magnesium, Eisen — alles mg in 100 g:

Basilikum 3700/2070/410/43
Dille 4850/1150/335/14
Estragon 3200/1300/350/24
Majoran 1400/2500/330/73
Salbei 980/1470/220/33
Thymian 950/2070/270/135

Zum Vergleich die Möhre (Karotte), das „basischeste“ unserer Gemüse 311/37/21/0,7
Es ist selbstverständlich, daß solche Gewürze, vor allem, da sie gleichzeitig wenig saure Mineralien besitzen, jede Basenkost auswerten, obwohl man von ihnen nur kleine Mengen verwendet.

Wenn man nun dieses Rahmenprogramm durchrechnet, ergibt sich, daß alle Forderungen erfüllt sind. Die der akademischen Ernährungsphysiologie ebenso wie die nach dem Basenüberschuß in der Ernährung. Bei 2400 Kalorien verteilen sich die Energiewerte auf:
Eiweiß ca 65 g zu 4.1 Kal = 12%

Fette ca 80 g zu 9.3 Kal = 30%
Kohlenhydrate ca 320 g zu 4.1 Kal = 58%
Durch das Verhältnis von Obst: Körner + Gemüsen sind die einfachen Kohlenhydrate zu einem Viertel, die langkettigen zu drei Viertel vorhanden (ein wenig Honig ist einkalkuliert, Zucker freilich sollte man meiden).
Auch die verschiedenen Fettsäuren stimmen im geforderten Verhältnis (mehrfach ungesättigte zu gesättigten mindestens 1:1)
Der Basenüberschuß beträgt mindestens 25 sogenannte Verbindungsgewichte.
Ob der Vitalstoffgehalt auch ausreichend ist, hängt von der ernährungsphysiologischen Qualität der Nahrungsmittel ab = ihrer Naturbelassenheit. Gute, unzerteilte Ware soll es sein, die man schützen muß: vor allzugroßen Kochkünsten.
Natürlich gilt das alles nur für den Durchschnittstag. Denn man soll ja auch Feste feiern können. Solche Feste, an denen man kräftiger zulangt — Tag der Pasteten, der Spanferkel, der Torten. Selbstverständlich. Wenn sie nicht zu häufig sind, kann man den Überfluß leicht wieder abbauen, indem man anschließend mehrere Tage auf die entschlackende Variante der Ring-Basenkost zurücksteigt.
Feste, an denen man die Enthaltsamkeit feiert: etwa ein Tag des Glaubens. Ein Fasttag. Es wurde schon im 5. Band dieser Reihe empfohlen, ihn wöchentlich einmal zu zelebrieren. Wenn schon nicht aus anderen dann aus gesundheitlichen Erwägungen. Auch dafür eignet sich die hier beschriebene entschlackende Variante. Ihren Wesen nach ist sie ja auch eine Teilfastenkost. . .

*

Nach nunmehr sechs Bänden der Reihe „So helfe ich mir selbst" möchte ich dem Verlag danken. Vorneweg Herrn Norbert Orac selbst, seinem Cheflektor, Herrn Leo Mazakarini, und dessen „guten Geist", Frau Gabriele Wendelin. Sie haben es zustandegebracht, aus fast zweitausend schwer leserlichen handgeschriebenen Manuskriptseiten fünf lesbare Bücher zu machen.
Dem Leser möchte ich danken, daß er mir gefolgt ist.
Ich wünsche vom Herzen, daß ihm die Lektüre mehr an Gesundheit gebracht hat — oder noch bringen wird.

Literaturverzeichnis

Anemueller, Helmut, Das Grunddiät System, Stuttgart 1980.

Aubert, Claude, Das große Buch der biologisch gesunden Ernährung, Wien 1980.

Berg, Ragnar/*Vogel* Martin, Die Grundlagen einer richtigen Ernährung, Dresden o. J.

Bircher-Benner, Max, Ernährungskrankheiten, Zürich 1928.

Bircher-Benner, Max, Ungeahnte Wirkungen falscher und richtiger Ernährung, Zürich 1928.

Böhmig, Ulf, Das große Buch der natürlichen Heilkunde, Wien 1981.

Böhmig, Ulf, Naturnahe Behandlung Rheumaschmerz und Gicht, Wien 1982.

Böhmig, Ulf, Naturnahe Behandlung Schlafstörungen, Streß und Nervosität, Wien 1982.

Böhmig, Ulf, Naturnahe Behandlung Stoffwechsel und Verdauung, Wien 1982.

Böhmig, Ulf, Naturnahe Behandlung, Entschlackungs- und Entgiftungskuren, Wien 1983.

Brauchle, Alfred, Naturheilkunde in Lebensbildern, Leipzig 1937.

Brauchle, Alfred, Das große Buch der Naturheilkunde, Gütersloh 1977.

Braun, Hans, Heilpflanzenlexikon für Ärzte und Apotheker, Stuttgart 1981.

Brüggemann, Wolfgang, Hrsg., Kneipp-Therapie, Berlin 1980.

Cudlipp, Edythe, Vitamine und Mineralien, Bonn 1978.

Dicke, E./*Schliak,* H./*Wolff,* A., Bindegewebemassage, Stuttgart 1976.

Exel, Wolfgang/Dungl, Willi, Schmerzfrei ohne Gift, Wien — Stuttgart 1981.

Furlenmeier, Martin, Wunderwelt der Heilpflanzen, Eltville 1978.

Heilkräuter, Geschenke Gottes, Karlstein/Th.

Heilpflanzenkunde, Kleine, Zürich 1978.

Hertwig, Hugo, Das Heilpflanzenbuch, Berlin 1954.

Homöopathisches Repititorium, Karlsruhe 1980.

Jäkel, R., Der praktische Hausarzt, Niedernhausen 1981

Kneipp, Sebastian, Meine Wasserkur, München 1976.

König, G./*Wancura,* Ingrid, Neue Chinesische Akupunktur, Wien 1975.

König, G./*Wancura,* Ingrid, Praxis und Theorie der Neuen chinesischen Akupunktur, Band I, Wien 1979.

Lang, C./*Ranke,* O., Stoffwechsel und Ernährung, Berlin 1950.

Lassel, M., Kräutergold, Rosenheim 1957.

Mezger, Julius, Gesichtete Homöopathische Arzneimittellehre, 2 Bände, Ulm 1966.

Mességué, Maurice, Das Mességué-Heilkräuterlexikon, Wien 1976.

Oldenkott, Paultheo, Ärztlicher Ratgeber für Patienten mit Bandscheibenschäden, Stuttgart 1980.

Pahlow, Manfred, Das große Buch der Heilpflanzen, München 1979.

Parow, J., Atemfibel, Stuttgart 1972.

Parow, J., Die Heilung der Atmung Stuttgart 1981.

Schall, Hermann, Nahrungsmitteltabellen, Leipzig, 1929.

Souci, Walter/*Bosch,* Hans, Lebensmitteltabellen für die Nährwertberechnung, Stuttgart 1978.

Stiefvater, Erich, Praxis der Akupunktur, Heidelberg 1973.

Stoddard, Alan, Leben ohne Rückenschmerzen, Stuttgart 1982.

Uhlich, Werner, Nahrungsmittel ABC, Wien 1981.

Weidinger, Hermann Josef, Heilkräuter, Wien 1981

Weiss, Rudolf Fritz, Lehrbuch der Phytotherapie, Stuttgart 1982.

Wissenschaftliche Tabellen Geigy, Bd 1, Basel 1982.

Vernünftig leben – das kompetente Programm auf biologischer Basis

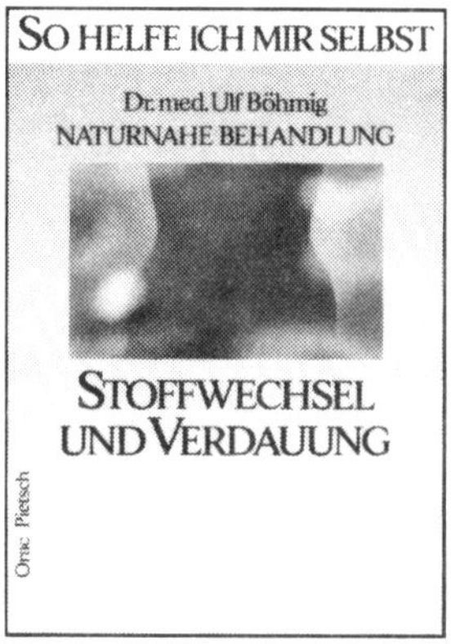

Verdauungsstörungen sind weit verbreitet und oft erste und auslösende Ursache zahlreicher Folgekrankheiten körperlicher, psychischer und nervlicher Natur.
Ein einwandfrei ablaufender Verdauungsvorgang zählt zu den wichtigsten Garanten für Gesundheit und Wohlbefinden. Die naturnahe Behandlung von Stoffwechsel- und Verdauungsstörungen setzt an mehreren Brennpunkten an, welche in diesem Buch ausführlich behandelt werden.

192 Seiten, zahlreiche Abbildungen und Tabellen.
Preis: öS 198,–, DM 25,–

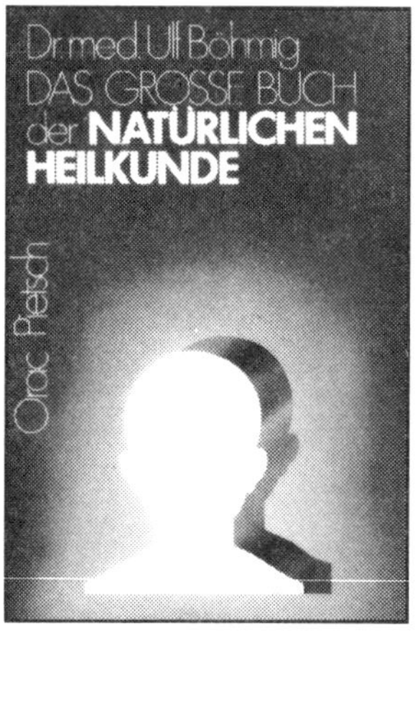

Das umfassende Lese- und Nachschlagewerk des bekannten Arztes und Naturheilkunde-Spezialisten Dr. Böhmig. Neben zahlreichen praktischen Anleitungen empfiehlt der Autor hier sein neuartiges Heilkräuterprogramm für's ganze Jahr und bietet weiters eine umfassende Kritik der gängigen Ernährungslehren.

4. Auflage.
256 Seiten, 87 Abbildungen, zahlreiche Tabellen.
Preis: öS 256,–, DM 36,–

In jeder Buchhandlung

ORAC PIETSCH